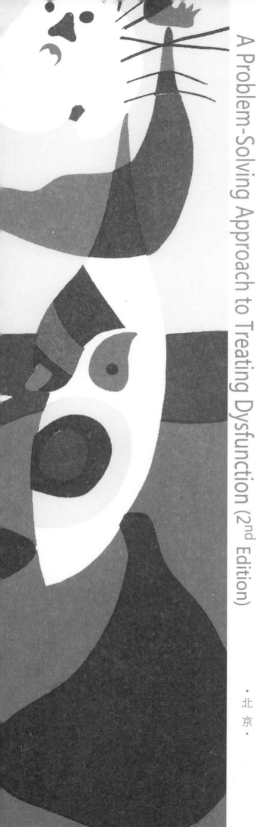

Enhancing Sexuality
A Problem-Solving Approach to Treating Dysfunction (2nd Edition)

有 效 的 疗 法
认知行为治疗丛书

主　编　王建平
副主编　张　宁　孙宏伟

U0386301

提高性功能

治疗师指南

〔美〕约翰·P·温切（John P. Wincze）著

孙宏伟　姜能志　译

中国人民大学出版社
·北京·

图书在版编目（CIP）数据

提高性功能：治疗师指南/自助手册/（美）温切，（美）巴洛著；孙宏伟等译.
北京：中国人民大学出版社，2009
（有效的疗法——认知行为治疗丛书/主编王建平）
ISBN 978-7-300-11474-3

Ⅰ. 提…
Ⅱ. ①温…②巴…③孙…
Ⅲ. 性功能障碍-治疗
Ⅳ. ①R698.05②R711.770.5

中国版本图书馆 CIP 数据核字（2009）第 216067 号

有效的疗法——认知行为治疗丛书
主编　王建平　副主编　张宁　孙宏伟
提高性功能：治疗师指南/自助手册
［美］　约翰·P·温切
　　　　戴维·H·巴洛　著
　　　孙宏伟　姜能志　高新义　译
Tigao Xinggongneng：Zhiliaoshi Zhinan/Zizhu Shouce

出版发行	中国人民大学出版社		
社　　址	北京中关村大街 31 号	邮政编码	100080
电　　话	010 - 62511242（总编室）	010 - 62511770（质管部）	
	010 - 82501766（邮购部）	010 - 62514148（门市部）	
	010 - 62515195（发行公司）	010 - 62515275（盗版举报）	
网　　址	http://www.crup.com.cn		
经　　销	新华书店		
印　　刷	北京玺诚印务有限公司		
规　　格	160 mm×230 mm　16 开本	版　　次	2010 年 1 月第 1 版
印　　张	15.5 插页 2	印　　次	2020 年 6 月第 3 次印刷
字　　数	219 000	定　　价	48.00 元

当人们遇到问题时，首先会自助，想办法自己解决。然而，事情并不总是那么幸运，很多时候需要借助于外力的支持和帮助，在自助的同时求助。对于求助者来说，最重要的是找到针对自己问题的最适合的解决方法、最好的帮助者或者机构；对于助人者来说，最重要的是获得科学的、实用的、有效的治疗方法，并将其灵活地、个人化地、具体化地应用于求助者。"有效的疗法——认知行为治疗丛书"正是基于这样一个理念来做的。

丛书主编戴维·H·巴洛（David H. Barlow）是国际最著名的临床心理学家之一，既有很扎实的理论和研究基础，又有丰富的临床实务经验，是认知行为治疗（CBT）方面的国际顶尖领军人物，其相关著作被翻译成多国文字，在国际临床心理学领域具有广泛和深远的影响。在他的组织和指导下，在某一疾病治疗方面具有丰富经验的优秀的认知行为治疗师都参与了这套丛书的编写。因此，丛书中每一本书的作者均为相关方面的杰出学者和治疗师，每本书都是他们的学术成果和临床经验的积累。

这套丛书按照问题或者疾病编排，每一种疾病都从两个角度提供帮助：助人者和自助者，即"治疗师指南"和"自助手册"，以期治疗师和来访者共同努力，协同作战，这将会收到意想不到的效果。

此套丛书根据患者和临床工作者的需要，还在不断地增编和更新中。目前这套丛书已经有48种，有的已经出了第三版。我们首批翻译出版了其中的17种，以后将会继续跟进。

作为这套丛书的引进者和中文译本的主编，我不敢说熟悉这套丛书的每一位作者，但知道绝大多数，部分很熟悉，他们都是值得信任的专家和治疗师。我有幸在巴洛教授的邀请和资助下于2006年9月至2007年8月在波士顿大学临床心理中心（Center for Anxiety and Related Disorders, Boston University）进修访问。这个中心是巴洛教授创立和发展起来的，已经有20多年的历史，在美国的临床心理学领域以及民众中享有很高的声誉，每天都有大量的求助者，有些人甚至要排队等两三个月。我就是在这个中心第一次接触到这套丛书的。在这里，不论是临床工作者还是来访者都是人手一册。看到这套丛书如此广受欢迎，我当时就萌生了将其翻译成中文，介绍给我国的治疗师和求助者的想法。接下来的工作特别是与来访者的互动一再证明，这套书的确像原作者前言中所写的那样，只要选对了适应症，将是非常实用、非常好用、非常有效的。它不仅对来访者有用，对咨询师和治疗师有帮助，对学习心理咨询与临床心理的学生也是非常有用的。

看到这套丛书顺利出版了，我非常高兴，这凝聚着所有参与者的心血，反映了所有参与者对我国心理咨询治疗事业的热情，也表明了所有参与者对我国民众心理健康的关注和爱心。在此，我首先感谢我三年美国之行的第一位导师戴维·H·巴洛的邀请、支持和指导；其次感谢丛书的两位副主编张宁教授和孙宏伟教授，以及我们所指导的研究生的努力工作；最后我要感谢中国人民大学出版社为这套丛书的出版所做的一切。感谢也祝贺我们大家的精诚合作！相信来访者和临床工作者一定会从此套丛书中受益匪浅。

由于时间等原因，翻译过程中难免有错误和用词不当之处，还望使用者谅解；更重要的是非常欢迎使用者（临床工作者和来访者）提出宝贵的意见、建议和批评。我的联系方式是：wjphh@bnu.edu.cn，我会尽快答复您，您的反馈对我们的工作是一个促进。感谢每一位参与的人。

王建平　教授
2009 年 12 月 3 日于北京师范大学

　　几年来，医疗保健事业取得了惊人的发展，但也有很多过去已被广为接受的精神卫生和行为医学的干预策略正在受到质疑：它们不仅没有带来益处，甚至可能还有伤害。而另外一些干预策略经过当今最好的实证检验证明是有效的。随之，把这些干预策略更多地推荐给民众的呼声四起。最近的几项发展推动了这场革命。第一，我们对心理病理和生理病理都有了更加深入的理解，使我们能发展出新的、针对性更强的干预策略。第二；研究方法学取得了长足的进步，降低了内部效度和外部效度受到的影响，使研究结果可更加直接地适用于临床情境。第三，各国政府、医疗保健系统和决策者都认为医疗保健质量必须改善，这种改善应该是建立在循证基础上的，而确保医疗保健质量得到改善符合公共利益（Barlow，2004；Institute of Medicine，2001）。

　　当然，对于各国临床工作者来说，主要的障碍是能否获得新的、有循证基础的心理干预方法。研讨会和书籍在帮助那些认真负责的治疗师熟悉这些最新的心理卫生保健措施并将其应用到病人身上等方面作用有限。而"有效的疗法——认知行为治疗丛书"就是专门把这些令人兴奋的新的干预方法介绍给临床一线的治疗师的。

　　这套丛书中的"治疗师指南"和"自助手册"介绍了评估和治疗具体问题的详尽步骤以及各种诊断。本套丛书超脱于其他书籍和手册，还提供类似于督导过程的辅助材料，来指导治疗师在其临床过程中如何实施这些步骤。

　　在我们新兴的医疗保健系统里，越来越多的人认识到：循证实践为医疗保健专业人员提供了最负责任的行动计划。所有行为保健专业人员都深切希望为他们的病人提供尽可能好的诊疗，而这套丛书的目的就是消除人们在知识传播和掌握信息方面的差距，使之成为可能。

　　这本治疗师指南试图为心理保健专家们评估和治疗性功能障碍提供必要的工具。它重在关注夫妻治疗，但也能应用于个体治疗。这本内容丰富的指南包含了广泛的男性和女性的性功能障碍，包括了性关系中的性欲和性唤起问题、射精与性高潮问题以及性交中的疼痛与不适等。每一个具体问题的章节中都有治疗基本原理和告诉给患者的主要观念的综述。其中的案例对要点知识做了精彩的阐释。另外还非常详细地列出了非典型的和有疑问的反应。相配套的自助手册提供了纠正错误性信念的信息，并提供了改善性关系的实际建议。其中包括能增加患者对知识理解的夫妻练习、章节复习测试和使用者工作表。临床治疗师会发现这是一本能帮助患者提高他们的性功能和改善他们关系的无价之宝。

戴维·H·巴洛（David H. Barlow）
马萨诸塞州波士顿市

参考文献

Barlow，D. H. （2004）. Psychological treatments. *American Psychologist*，59，869—878.

Institute of Medicine. （2001）. *Crossing the quality chasm*：*A new health system for the 21st century*. Washington，DC：National Academy Press.

致 谢

　　我非常感谢 Martin Miner 博士和 Mark Sigman 博士为本书提供的医学方面的建议。在我创立玛利亚姆（Miriam）医院男性健康中心时，他们的活力和真知灼见给了我巨大的鼓舞。我也非常感谢我的幸福家庭和与我相伴一生的 67 岁的妻子所给予的支持。最后，衷心感谢牛津大学出版社，尤其是 Cristina Wojdylo 在本书的整个出版过程中所作的细致指导和辛勤工作。

约翰·P·温切（John P. Wincze）于 1970 年在佛蒙特大学获得博士学位，在性问题领域已出版著作 3 部，发表论文 50 多篇。最近的著作包括：与迈克尔·凯里（Michael Carey）合著的《性功能障碍评估与治疗指南》（1991）；《非典型性行为的评估与治疗》（《性治疗的原理和实践》，Leiblum & Rosen, eds., 1989）；《夫妻不和与性官能障碍同男性性成瘾的联系》（《性治疗当中的个案研究》，Leiblum & Rosen, eds., 1995）。

温切博士以前是新斯科舍省哈利法克斯市戴尔豪斯大学的心理学副教授，现在是布朗大学精神病和人类行为学系以及心理学系的教授，也是罗得岛州心理学资格申请委员会的主席。

戴维·H·巴洛（David H. Barlow）于 1969 年在佛蒙特大学获得博士学位，在焦虑症、性问题和临床研究方法领域已出版著作 15 部，发表论文 200 余篇。最近的著作包括：《心理障碍临床手册：逐步治疗操作指南》（第二版，1993），《焦虑及其障碍：焦虑和惊恐发作的性质和治疗》（1988）；与米歇尔·克拉斯克（Michelle Craske）合著的《驾驭焦虑和恐惧》（第二版）和《广场恐惧症：治疗师指南》（1994）。

巴洛博士以前是布朗大学的精神病学和心理学教授，也是心理学系的著名教授，同时兼任应激和焦虑症研究中心主任，此外还是纽约州立大学奥尔巴尼分校恐惧症和焦虑症门诊主任。现为心理学教授，临床培训项目主任，波士顿大学焦虑及其相关障碍中心的主任。巴洛博士也是美国心理协会临床心理学分会的前任主席，自 1973 年以来，一直担任美国国家心理健康研究所（NIMH）和国家健康研究所顾问，最近因"卓越的科研能力和巨大的科学贡献"而获得 NIMH 荣誉奖，他还曾经是 *DSM － Ⅳ* 特别工作组的成员。近 15 年来他主要探讨了焦虑障碍新疗法的发展。

目　录

CONTENTS

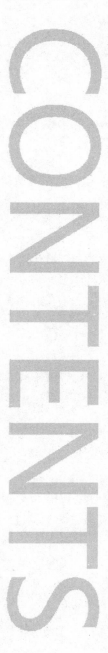

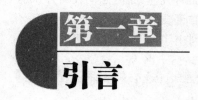

第一章 引言

背景信息与治疗目的

　　这本指南试图给心理健康治疗师提供一个评估和治疗性功能障碍的必要工具。本书对于心理学专家、精神病学专家、社会工作者、已婚夫妇和家庭治疗师、牧师以及护理实践者而言都是很有用的。这本指南所包含的内容是作者在性功能障碍领域50多年的不断研究、临床实践和教学的综合成果。

　　指南中涉及的性功能障碍专业治疗的大多数案例都需要复杂而精确的处理。这本指南是面向熟悉使用《精神疾病诊断与统计手册》(第四版)(*DSM-IV-TR*；美国精神病学协会，2000)的临床医师，以及那些具备处理多种心理健康问题的临床技能的人的。移情和反移情的情况在治疗性功能障碍的过程中经常出现，因此比较重要的一点就是，使用这本指南的治疗师需要具备认识和处理治疗过程中出现的问题的技能。

治疗程序和实证研究的进展

　　Heiman(2002)和Metson(1997)已经论证了性功能障碍具体治疗模式的有效性。这些论证发现，在这个领域里，有些我们能确定指出的特定障碍可以得到有效治疗。一般而言，一直就有的和所有情境下都存在的性功能障碍很难治疗，而那些后来出现的和存在于特定情境下的性功能障碍则更容易治疗。

这本指南将会指出那些我们在实证研究基础上能有效治疗的性功能障碍，也会指出那些未得到实证支持，但很有希望得到治疗的性功能障碍。最后，本书还列出了实证研究证明的性功能障碍治疗方案的有效性（Bach，Barlow & Wincze，2004）。

这本指南来源于对治疗和评估程序的开发与归纳的研究（Barlow，1972，1973，1977a，b；Caird & Wincze，1974；Caird & Wincze，1977；Carey，Wincze & Meisler，1993；Hoon，Hoon & Wincze，1976；Hoon，Krop，& Wincze，1983；Hoon，Wincze & Hoon，1976；Hoon，Wincze，& Hoon，1977；Malhotra，Balko，Wincze，Bansal & Susset，1986；Wincze，1993，1995；Wincze & Barlow，1997；Wincze & Caird，1976；Wincze & Carey，2001；Wincze，et al.，1987；Wincze et al.，1988），以及对性功能障碍的科学理解（Abrahamson，Barlow，& Abrahamson，1989；Abrahamson，Barlow，Beck，Sakheim，& Kelly，1985；Abrahamson，Barlow，Sakheim，Beck，& Athanasiou，1985；Balko et al.，1986；Barlow，1986；Barlow，Abel，Blanchard，Bristow & Young，1977；Barlow，Becker，Leitenberg & Agras，1970；Barlow，Sakheim & Beck，1983；Beck & Barlow，1984a，b；Beck & Barlow，1986a，b；Beck，Barlow & Sakheim，1983a，b；Beck，Barlow，Sakheim & Abrahamson，1987；Beck，Sakheim & Barlow，1983；Bruce & Barlow，1990；Cranston-Cuebas & Barlow，1990；Cranston-Cuebas，Barlow，Mitchell & Athanasiou，1993；Freund，Langevin & Barlow，1974；Jones & Barlow，1990；Lange，Brown，Wincze & Zwick，1980；Lange，Wincze，Zwick，Feldman & Hughes，1981；Nobre et al.，2004；Nobre & Pinto-Gouveia，2006；Sakheim，Barlow，Beck & Abrahamson，1984；Steinman，Wincze，Sakheim，Barlow，& Mavissakalian，1981；Weisbery et al.，2001；Wincze，Albert & Bansal，1993；Wincze，Hoon & Hoon，1976；Wincze，Hoon & Hoon，1977；Wincze，Hoon & Hoon，1978；Wincze，Venditti，Barlow & Mavissakalian，1980；Wolchick et al.，1980）。

我们治疗性功能障碍的临床经验来源于各种各样的临床

情境，包括大学基地的诊所、医院和私人诊所。最后，我们借助培训临床心理学研究生、心理学实习医师和精神病学医生的经验，以一种易于为职业治疗师使用的方式将这些材料组织起来。

治疗程序概要

这本手册里讨论的评估和治疗策略适用于个体、异性夫妻以及同性夫妻。和本书配套的供患者使用的自助手册包括 12 章。很多章都附有练习、复习问题以及用来增强每阶段效果的工作表。请自行决定完成每章所需的时间。表 1.1 列出了一个关于治疗阶段和各章安排的建议提纲。这是一个指导性的方针，可以根据患者自身的需要灵活地调整。有些章节可以很快地读完，有些章节则需要更多的时间。通常，治疗师会每周与患者见一次面，直到掌握了所有的基本信息以及完成评估。一旦实际的性活动开始进行，治疗周期经常被安排为每隔一周到三周，以便患者有时间完成家庭作业。如果治疗周期间隔四周以上，则会破坏治疗的连续性。

谁将会从提高性功能程序中受益

通过这个程序，受益最多的应该是那些没有被其他非性问题影响的个体和夫妻。物质滥用、不稳定的精神病或者严重的抑郁将很可能妨碍解决性功能障碍的意愿。其他失调问题的出现则不会必然地影响该程序（见第二章）。治疗师的临床鉴定将有助于判定这些其他的失调妨碍性功能治疗过程的程度。

那些受到易导致性功能障碍的慢性药物条件（如糖尿病）困扰的人也会从这个程序中受益。有药物问题的患者将会发现这些内容非常有用，并且相当明确。此外，他们还将获得一些如何将自己调整到有助于性功能提高的情境方面的指导。

已婚夫妇或有性伴侣的个体将最大限度地认识到这个程序

的好处。虽然没有性伴侣的个体也会从中获益，但是在解决性方面的问题的时候，最好是在有性伴侣的条件下实现。在开始治疗性问题前，必须仔细地理清夫妻关系的亲密程度，以及妨碍个体与性伴侣关系的问题（如仇恨、缺乏信任、吸引或者药物导致的体弱）。而且，在面对一对夫妻的时候，非常重要的一点是要判断他们是否真的愿意在一起。他们可能存在巨大的愤怒、沮丧或失望，这时双方已经"怒火中烧"了，不管什么样的治疗似乎都起不了多大作用。许多夫妻参与治疗只是为了证明他们之前作出的决定是有道理的。

表 1.1		治疗程序概要
阶段	**治疗阶段的内容**	**自助手册的用法**
1.	接见并介绍治疗过程的提纲。评估夫妻中的一方。	与夫妻双方一起温习自助手册的基本结构。阅读第一至三章。
2.	评估夫妻中的一方。	开始询问其是如何阅读第一至三章的。对任何问题都作出回答。
3.	简要陈述治疗策略（本书第三章会帮助治疗师确立治疗方式）。	阅读第四章和第五章，如果所针对的问题合适的话，也可以参阅第六章或第七章。温习练习、复习和工作表的内容。
4.	回顾制定优先时间和确定影响性功能因素的过程。	温习第一至五章（如果适合的话，也可参阅第六或第七章）。阅读第八章。回顾第五章的练习、复习和工作表。
5.	回顾并理解夫妻关系中的积极和消极因素。回顾谈话内容。	温习第八章的练习、复习和工作表。阅读第九章。
6.	回顾约见和确定夫妻双方确立的所有目标的过程。讨论感知到的核心问题并确立一致同意的策略。	温习第九章的练习、复习和工作表。阅读第十章。
7.	确认性问题及其解决途径的所有内容。讨论感知到的核心问题的实际细节。	温习第十章的练习、复习和工作表。重新阅读第十章。
8.	回顾感知到的核心问题的过程以及具体问题的其他疗法。	回顾第十章的补充问题。阅读第十一章。

阶段	治疗阶段的内容	自助手册的用法
9.	检查双方在每个目标和治疗阶段上所存在的每一个问题。	温习第十一章的练习、复习和工作表。阅读第十二章。
10.	讨论如何防止复发以及下一步或未来治疗的需要。	温习第十二章的练习、复习和工作表。在治疗结束后，讨论自助手册的用法。

治疗程序的好处和危险

危险

即使参与治疗程序的大多数人都会认识到它的好处，但还是有一些下面列出的需要临床治疗师密切关注的可能危险。

令人苦恼的状态

某些关系长久的存在性问题的夫妻可能会根据这些问题做出适当的调整，转变成另一种协调的和令人满意的夫妻关系。他们来进行治疗或许是了解到了有关治疗可能性的最新信息。例如，一个多年性无能的人可能知道了"伟哥"，并想进行尝试。在这种情况下，如果能恢复性交真正进行一次性生活的话，焦虑就能得以缓解。在这些案例中，在口头和行为水平上讨论增强的"亲密感"所取得的效果要比关注性交或性行为更有建设性，也不会引起焦虑感。

性问题作为"烟幕弹"

对那些来治疗性问题的夫妻而言，存在一些其他的交流问题甚至是基本的价值观问题也并非少见。在许多情况下，性问题由于更易观察和评估而更容易被当作一个问题。即便是一开始的治疗就关注非性问题，但某些个体和夫妻可能还是会坚信这些问题都仅仅来自性问题，并同时抵触其他不同的观念。治疗师必须确保，在关注点从性问题上移开时，夫妻或个体能充分理解这一基本原理并同意这种转变。

好处

这一程序所包含的内容是建立在实验研究的基础上的。材料的组织和呈现也是基于哪些内容在作者的临床经历中最有用而设计的。基于这一程序结构，构成了这本治疗师指南和与之相配套的患者自助手册，它具有如下几个优点：

自定步调的进程

治疗师和患者制定互不干扰的有规律的阶段这种情况是非常罕见的。《提高性功能》的治疗程序可以让个体或夫妻加快或减缓治疗进程，帮助他们适应无规律的个人日程。

患者在必要时可以查阅自助手册

有性问题的患者经常由于这样或那样的原因在没有性伴侣的情况下参与治疗。其性伴侣也许很支持，但往往因感到很尴尬而不能参与到治疗阶段中。在这种情况下，患者需要将治疗阶段的本质传达给没来参加治疗的性伴侣。然而，需要注意的是，完全依赖这种间接的交流可能会导致错误以及混乱。

即使当伴侣双方一起出现在同一治疗阶段中，也会经常存在关于这个阶段中某一个任务的确切本质的争论。有些夫妻可能除了把事情搞砸外不会做其他任何事情。使用自助手册将会帮助他们避免混乱和传达错误信息。

温习每一治疗阶段所包括的内容，以及提前阅读下一阶段的相关材料，这对患者来说会有很大的帮助，也将有助于治疗的连续性，并且通常还会揭示患者在理解概念以及同他们的性伴侣交流时所遇到的问题。要告诉患者，要记下他们在阅读中遇到的任何难题，在他们下次拜访时可以就其和治疗师进行讨论。

作为防止复发的助手，自助手册作为参考书对患者来说是很合适的。在大多数情况下，回顾自助手册将帮助患者在不需要一个额外治疗阶段的情况下解决问题。如果这样的回顾不能帮助患者，问题可能会更加严重，这时可能就需要在一个面对面的阶段中回顾治疗的方法。

关于自助手册的使用

《提高性功能：自助手册》（Wincze & Barlow，1997）是可以供治疗师指南中涉及的患者使用的一本配套参考书。治疗师指南是为了帮助治疗师设计治疗程序来治疗那些因性功能障碍问题前来求助的患者编写的。不管患者是否正在使用本书配套的自助手册，这本指南对治疗师来说都非常有价值，当然我们强烈建议患者使用自助手册。自助手册中包含的一些知识和实际建议可以帮助男性和女性改善他们的性功能。比较特别的是，其中还包括一些教育材料、对荒诞说法和误解的纠正，以及理解和解决性问题的基本原理。但是，治疗师还是需要一些治疗技能来帮助患者确立自己的治疗程序，在下一个程序之前评估他们自己已取得的成绩，发现并解决阻抗，发现并解决性伴侣相关的问题，鉴别并解决引起性功能障碍的非性问题，以及阐明那些难以理解的问题。

第 4 页上的表 1.1 列出了每一阶段对自助手册的使用方案。每一个来访者在阅读完自助手册第一至四章和第九至十二章的相关内容后将会受益匪浅。由于第五至八章的内容是针对特定问题的，因此这部分内容仅仅对于那些存在特定问题的患者来说是必须阅读的。然而，还是应该鼓励患者阅读第五至八章的所有内容，即便他们不会直接将这些知识应用在自己身上。这些章节会让来访者更好更全面地了解性功能障碍的总体情况。

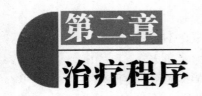

第二章
治疗程序

当性伴侣双方相互吸引，彼此没有怨恨而且能有效地进行交流时，性问题的治疗就会达到很好的效果。当性伴侣双方都没有轴Ⅰ或轴Ⅱ型人格障碍或者需要立即治疗的医学问题时，性问题的治疗也会达到最好的效果。然而，在很多情况下，由于出现了一个更紧急的问题，或者是出现了妨碍治疗性问题的因素，这时就不适合治疗性问题了。当治疗师面对这些问题的时候，需要决定首先应该治疗哪个问题。在某些情况下可以同时治疗两个问题。本章将阐明形成决定的程序。图2.1说明了全面评估所遵循的七条可能途径。

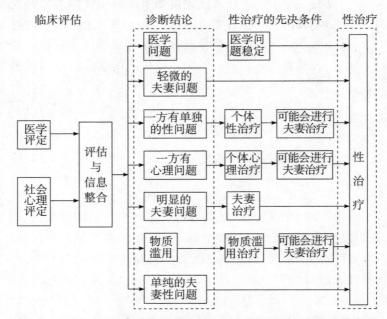

图2.1 临床评估、下诊断结论和性治疗的先决条件：七条主要途径

这个模型是假设治疗师已经完成了一个全面的评估访谈，并且详细地了解了性问题的本质、夫妻关系的质量和各自所扮演的角色，患者及其性伴侣的心理概况和药物史（Wincze，Bach，& Barlow，2007；Wincze & Carey，2001）。这些信息或初步的评估有助于初级问题的临床诊断，并可以帮助判定是否存在本指南中提到的性问题治疗的先决条件。这个模型列出了七条临床途径。图 2.1 中的治疗途径的不同将取决于以下几个方面：所存在的问题是否有医学基础、夫妻问题的严重程度、物质滥用的出现或消失、一方是否存在更明确的性或心理问题。一旦完成临床评估，就应该综合考虑以上这些诊断条件，然后再开始接下来的治疗途径。

途径 1：医学问题

如果患者或者他（或她）的伴侣在过去的一年里没有接受过身体检查，那么他（或她）就需要接受一次医学评估。未被发现的糖尿病、心血管疾病以及神经疾病的早期阶段都能引起性问题（Wincze，Bach & Barlow，2007；Wincze & Carey，2001）。男性如果在所有的情形下（如与性伴侣的性生活、与新的性伴侣的性生活、手淫或者睡眠期勃起情况的消失）都有阳痿现象或者性欲望不足就应该测量其荷尔蒙水平。然而，如果他至少在一种情况下性欲强烈或者完全勃起的话，性问题由医学因素引起的可能性就很低了。

如果患者的性问题很可能是由医学因素引起的话，治疗师就需要向其说明医学治疗方案的选择。向患者讲明医学因素会引起性功能障碍，但这仅仅是患者为什么会存在性问题的一种解释。这一解释对患者或治疗师任何一方都不是必需的。它仅仅是一个起点，是开始讨论在哪里可能正确地行动。一旦患者了解了主要的原因，他（或她）可能不会做任何与性问题有关的事情。但是，应适当地处理医学问题。例如，患者需要尽可能充分地通过药物或饮食来控制糖尿病或者心血管疾病。由于这些医学情况都是慢性的，患者必须取得必要的帮助来应对他（或她）的疾病。一些患有这些慢性病的男性感受到了压力，从而求助于医学手段，如植入手术或注射血管活性药物来解决性问题，也有一些人选择什么都不做。治疗师的角色就是支持，并与患者探讨所有的选择，以及分析每项选择对他（或她）的利与弊。治疗师需要牢记并告诉每个患者，积极的性生活条件以及积极的性关系是非常重要的，即使在对性问题进行药物治疗时也是如此。很多男性在做了植入手术或注射了血管活性药物后仍然很失望，因为他们发现令人不满意的性伴侣关系仍然存在。不管患者是否正通过医学途径来解决性问题，治疗师都会扮演一个重要的角色，就是通过帮助患者改善进行性生活时所处的情境来帮助其改善所有的关于性问题的不满。

一旦患者的医学选择确定了，接下来就该开始他（或她）最合适的治疗途径了。如果不存在其他重要问题的话，性问题的治疗就可以开始了。然而，如果还有物质滥用或者严重的夫妻问题，就应该评估这些因素，并且在性问题治疗开始前探讨合适的治疗方案。

途径 2：轻微的夫妻问题

虽然有些夫妻彼此感觉良好并且身体上相互吸引，但他们在相处的时候仍存在一定的困难。他们解决问题的技能可能效率不高，并且同时还存在交流困难的情况。如果夫妻双方希望待在一起并且乐意改善他们的关系的话，就有可能在解决他们轻微的夫妻关系问题的同时解决他们的性问题。让夫妻双方在自助手册的指导下开始解决问题：

1. 按重要性为双方安排好时间。
2. 注意交谈的指导方针。

性问题可以在夫妻双方改善他们的关系时提出来处理，而且只有在表达出愤怒或失望并妨碍治疗时，性治疗才可以延期。

途径 3：个体的心理问题

在某些情况下，个体可能存在影响巨大的非性心理问题，以至于很难将精力集中在性问题上。像严重的抑郁、创伤后应激障碍、急性应激反应和精神错乱之类的问题都可能妨碍性问题的治疗。对于判定共病障碍的出现以及如何进行处理来说，良好的临床评估和诊断技能是非常重要的。在某些情况下，药物干预足以解决问题，而在另一些情况下就必须实施心理治疗来应对心理问题。

患者忽略非性问题的影响的情况是很常见的。一个非性问题先于性问题出现的事实并不意味着它就对性问题没有影响。例如，抑郁症状可能会由于性关系的新奇性而被忽略，只有当夫妻间长期共处变得更加熟悉后，它才会引起性问题。如果患者对这个问题困惑不解，就要向其解释，抑郁现在是如何妨碍性的，并且为什么需要特别治疗它。一旦开始了探讨共病心理问题并取得一定效果的话，那么在多数情况下，就可以毫无障碍地表达性问题了。

途径 4：个体的性问题

一般情况下，最好是将性问题当作"夫妻的"问题来处理（如果只有一方在场的话）。开始阶段的评估结束后，夫妻双方应当经常一起见面，以减少指责并加强交流。但是在有些情况下，个体会在夫妻关系中提及非常独特的或影响巨大的性问题，因此在没有其配偶的情况下来治疗患者就非常重要。例如，一个男性患者也许有严重地影响夫妻性关系的性欲倒错问题。正如 DSM - IV - TR 中界定的一样，性欲倒错问题就是在下列情况下有"反复出现的强烈的性唤起、性兴奋或行为，通常涉及：(1) 非人对象；(2) 自身或其性伴侣的痛苦或耻辱；(3) 儿童或其他不适宜的人"。这种情况必须出现至少 6 个月以上，并且涉及在社会、职业或其他重要功能领域中的悲痛或伤害。治疗师与男性患者单独一起应对是很重要的，这样可以了解性欲倒错行为的强度和重要性。一旦了解了这种情况，就可以作出决定，或者控制性欲倒错行为，或者将它融合为一种夫妻性关系中可接受的行为。

另一个特别的个体性问题的例子就是，女性在童年期遭受过性虐待。她对性的恐惧或厌恶只有单独进行解决，这样才可以让她表达出她经常体会到的愤怒、羞愧或罪恶之类的问题。一旦令人满意地表达出这些问题，她的性伴侣就该参与进来帮助他（或她）了解曾经的性虐待带来的影响。

途径 5：严重的夫妻问题

夫妻双方经常会带着先于他们的性问题出现的很严重的夫妻关系问题进入性治疗。夫妻通常将焦点集中在性问题上的现象非常普遍，即使是夫妻关系问题导致了性问题。对夫妻来说，有时把性功能障碍认作一种"错误"和"指责"的来源要比寻找原因或解决问题容易一些。

当未得到解决的愤怒或其他消极感情存在 6 个月或更长时间时，必须要在性问题提出之前就说明这些诱因。大多数夫妻会欣然同意先提出夫妻问题而后提出性问题的解决策略。即使当夫妻了解这样做的原因时，同他们一起周期性地回顾这一策略的基本原理以及所取得的进步与目标仍然是很重要的。

一旦夫妻解决了关系问题而获得积极情感的话，治疗就该转到性问题上来了。因为很多有助于解决夫妻关系问题的策略在解决性问题时也是通用的，夫妻可以使用自助手册。特别是夫妻双方应该回顾有关恢复夫妻关系质量和开始交流的章节。

途径 6：物质依赖或滥用

当个体单独前来治疗，或夫妻中的一方怀疑存在物质依赖或滥用的问题时，必须准确地评估并处理这一问题。因为我们发现延迟治疗物质滥用问题，或者试图将这一问题与性问题一起治疗从来不会取得什么好结果。一般的原则就是，我们要求个体在提出性问题之前至少 3 个月是"干净的"。3 个月的周期可以使个体调整到不滥用物质，并且用更具建设性的活动来丰富其生活。这也是个体在不使用药物或酒精的情况下进行交流和解决问题的时期。这段时间个体通常压力很大，也是活跃的能量归于平静的一段时间。在这段时间里，某些个体可能发现性问题在增多，这常常是由于性事件的意识和自我觉知，也可能是还存在一些必须处理的愤怒因素，这可能会让夫妻中的另一方体会到双方存在距离感，并失去亲密感。在我们看来，3个月冷静的周期说明了个人认真和坚定的努力，并且也为确立一个有助于解决性问题的环境提供了时间。

在所有可能的情况下，我们建议个人在开始的 3 个月冷静的周期内推迟其性活动。通常的情况是，当个体停止使用物质时，性问题往往会恶化。

未解决的问题、愤怒、紊乱的思维、夫妻关系问题都会浮出水面，并需要首次面对。许多治疗师可能会发现，在这个阶段，未解决的夫妻关系问题或者因节欲而带来的个体心理问题会非常严重，甚至会耽误性治疗，这种情况要持续到所有的问题得到解决后。

个体或夫妻都应该了解这种可能性，并且应建议他们在解决性问题时将重点放在确立合适的"亲密"情境上。在节欲的开始阶段不要过分强调治疗效果的重要性。当患者存在物质依赖或滥用问题，并根据你的建议寻求帮助时，告诉他（或她）在开始的节欲阶段可能遇到的困难，并为他（或她）准备好防止性问题恶化的策略。一旦节欲持续了至少 3 个月，就可以更直接地解决性问题了。当治疗过程中，还应当向患者指出，在开始的节欲阶段专注于这些性问题会直接地妨碍性功能。

途径 7：没有明显复杂的问题——直接开始性治疗

当评估后发现不存在复杂的医学的、人际关系的、心理的或物质滥用问题的话，就可以开始性治疗了。在这种情形下通常会取得令人满意的成绩。在治疗的同时使用自助手册可以促进这一过程，因为它为患者和治疗师提供了治疗阶段的结构性提纲。患者可以参照自助手册来度过各个阶段（尤其是如果在正常的日程阶段内出现意外的延期），这样就能按部就班地进行下去了。

第三章
评估与治疗计划

所需材料

■ 医学诊断结果（如果适合的话）

提纲

■ 介绍治疗程序（阶段1）
■ 评估夫妻中的一方（阶段1）
■ 评估夫妻中的另一方（阶段2）
■ 制定治疗方案（阶段3）
■ 评估夫妻间的主要问题和治疗程序（阶段3）
■ 布置家庭作业

介绍治疗程序（阶段1）

无论是个体还是夫妻一起参加治疗，在一开始就作一个简要介绍还是非常有帮助的。这种介绍应当包括你的基本背景以及这些年来的经历。同样，治疗结构的大纲也依赖于最初的评估。最后，还可以要求患者简要讲述他们的问题并允许他们作一些提问。

评估伴侣（阶段 1 和 2）

介绍完基本情况之后，就可以开展问题的评估了。第一阶段剩余的时间就放在性伴侣两人中的其中一个上。首先约见哪一个通常由患者决定，并且取决于他们日程表的灵活性以及下次见面的可能性，同时要告诉双方，治疗绝对能做到保密。

下面的案例说明了如何实施评估。患者接受性治疗时常常会感到很尴尬，他们担心自己的问题是个别的，还担心这些问题会让他们变得很变态。治疗师必须向他们说明性问题是很普遍的，而且性问题也不是严重的心理疾病的标志，这种方式有助于让患者在接受治疗时感到比较自在。

案例

开始阶段的治疗案例如下。

治疗师：您好，我是治疗师×××。我将开始帮助你了解今天我要做什么。首先，我想让你知道，对大多数人来说，讨论有关性的事情是很难的。然而，性问题是非常非常普遍的。这些问题的原因有时候是医学的，而有时候却仅仅是由于个人所处的环境所造成的。我今天要做的就是评估导致性问题的医学和非医学因素，并且看看到底是哪种因素导致了你的问题（在这一点上，要对夫妻说明，你将在单独的时间单独访谈每个人）。

治疗师：评估结束时，我将会针对你的问题制定出最好的治疗提纲。你有什么问题吗？

患　者：这需要几个阶段？我知道或许你不能准确地告诉我，但一般而言呢？

治疗师：你说得对。我不能告诉你具体会是多少个阶段，即使治疗程序设计了 10 个阶段。有些人很快就完成了整个程序，而在有些案例中，在直接解决性问题之前还需要处理一些其他的问题。

患　者：你说的其他的问题是什么意思？

治疗师：有时候我会遇到一些处在很有压力的人际关系中的患者。在解决性问题之前，个体对他或她的性伴侣感到放松和有积极情感是很重要的。首先必须要解决愤怒的情感和两人缺乏交流之类的问题。我接待的另一些患者就有酒精和毒品方面的问题，这也需要首先处理。

患　者：哦，我明白了。那么你想知道什么呢？

治疗师：好的，请先告诉我你目前的生活状况吧，你的家庭成员有哪些？

（一般而言，治疗师在询问性问题或性心理历史的具体细节之前都会了解一些基本信息，然后再开始治疗）

调查内容

性问题的评估包括以下内容：

1. 基本的人口统计学指标，包括年龄、目前的家庭结构、工作、结成性伴侣关系的时间以及教育背景。

2. 问题本质的简要描述。

3. 药物及精神病史。

4. 性心理发展史，包括童年期性经历（如果有的话）、第一次性经历、源于父母的关于性的重要信息及态度、当前或最近的性关系的时间表。

5. 与现有性伴侣的关系，包括对现有性伴侣的感情、与现有性伴侣的非性问题（如果有的话）。

6. 详细描述性问题，内容包括：性问题发生的频率和情境（如"与妻子一起时出现，而与情人一起时不出现"，"在家里出现而在度假时不出现"），以及性问题出现的时间。

私密性

首先约见哪一个通常由患者决定，并且取决于他们日程表的灵活性以及下次见面的可能性，同时要告诉双方，治疗绝对能做到保密。还应当询问他们在单独的接见的报告中是否还有一些没有表达的内容。如果治疗师通过一方了解到可能影响治疗过程的信息，那么这些问题必须只能同这个人一起秘密解决。例如，患者或许会透露自己正经历一段风流韵事，并且感到自己正爱着这个人。在这种情况下不能机械地提出来要求打断正常的治疗过程。治疗师必须置身于道德或个人看法之外，并且同患者评估这种情况的所有利弊。评估之后，还需要作出决定是否还要继续治疗，以及是否将这一信息透露给未知的另一方。

制定治疗方案（阶段 3）

在评估完夫妻双方后，就该制定治疗方案了。指南的第二章中的内容有助于确立合适的治疗途径。治疗的一开始可能需要药物、个体治疗或者物质滥用治疗。在性问题治疗开始前，还需要解决夫妻关系问题。如果夫妻间的个人或关系问题很微小的话，可以在治疗性问题时一并进行。

评估主要问题和治疗程序（阶段 3）

治疗开始前，与夫妻一起评估诊断出来的需要解决的主要问题，并与他们讨论接下来治疗程序的整个治疗方案和计划。

提高性功能的治疗程序共有三个主要部分。第一部分着重了解准确的性信息和积极的性态度。它有助于澄清人们关于性的荒诞说法和误解，这对于在治疗过程中确立最好的情境是非常重要的。第二部分就是进行准确的评估。它有助于个人或夫妻双方查明影响性功能的积极和消极因素。第三部分通过实际的治疗来预防再次复发。

第四章和第五章有助于治疗师指导患者参与治疗项目的前两个部分。这两部分的内容包括在自助手册的第一至八章中。患者或夫妻在前三个治疗阶段就应该掌握这些章节的内容。在第二章结束后，夫妻双方应抽出时间来讨论性观念，为之后的治疗打下基础。

家庭作业

✎ 患者是否已阅读了自助手册第一至四章的内容（阶段 1 结束后）。

✎ 患者是否已阅读了自助手册第五至六章的内容（阶段 3 结束后）。

✎ 如果存在相关问题的话，患者是否已阅读自助手册第七至八章的内容（阶段 3 结束后）。

第四章
理解和评估性问题的基础材料

（对应自助手册的第一至四章）

所需材料

- ■ "性信念"工作表
- ■ 常见的性信念资料
- ■ "影响性行为模式发展的因素"工作表
- ■ "物质及其对性行为的影响"工作表

提纲

- ■ 介绍性问题（自助手册第一章）
- ■ 讨论性问题的发展（自助手册第三章）
- ■ 讨论影响性功能的药物和身体因素（自助手册第四章）
- ■ 讨论与所有性问题相关的一般因素
- ■ 布置家庭作业

综述

治疗的基本原理

两条有助于患者顺利通过治疗程序前两部分的基本的治疗原理就是：性问题对男性和女性而言是极其普遍的；性问题不

19

会导致人的虚弱、异常或者心理疾病。这两条基本原理说明，男性和女性可以通过解决他们的性问题或者学习其他获得愉悦的方式来提高他们的性功能。

告诉患者的主要观念

第一，由于性知识通常不能以公开和包容的方式讲授，人们常常会对性产生误解，这种误解可能导致性功能障碍。患者会了解到准确的性知识有时会纠正性难题并消除愧疚感。

第二，男性和女性对自己的和伴侣的性问题常常有不同的反应。要想解决性问题，了解这种差异是非常必要的。

第三，性态度和性行为在很大程度上受到个人经历的影响。童年和青少年期观察到的和体验的性信息会强烈地影响成年后的性行为。了解这些观念有助于消除愧疚感，以及自己的伴侣是对还是错的观念。

第四，虽然医学因素会影响性功能，但还是有必要将性问题概括为它是由医学和非医学（如心理的或人际关系的）因素共同引起的，这样才能达到全面的理解。

介绍性问题

自助手册的第一章介绍了性功能障碍的概念、性问题的不同类型和影响性生活满意度的因素。目的是让患者了解什么是性问题，他们是否存在性问题。

性功能障碍问题

性欲缺乏是夫妻参与治疗的一个常见原因。其他男性和女性常见的性问题的类型如下：

男性常见的性问题

■ 勃起问题
■ 早泄问题

■ 难以获得性高潮

女性常见的性问题

■ 情绪不适
■ 身体不适
■ 难以获得性高潮

影响性生活满意度的因素

许多因素会影响性生活的满意度，而且性问题常常由不止一个因素引起。这些影响因素有生理的、心理的和情境的。

生理因素

生理因素可能通过直接或间接的途径引起性问题：

■ 直接途径：影响性功能的疾病、手术、外伤或药物
■ 间接途径：身体因素会影响患者的感受，而这反过来也会影响到性功能（例如，感冒了就没有心情进行性生活）

心理因素

心理因素与个人的学习经历及下列因素有关：

■ 性经验和性知识
■ 与性有关的情绪、恐惧、态度和技巧

情境因素

情境因素在个体之外，与下列因素相关：

■ 时间（如不同的日程）
■ 地点（如不会诱发性活动的家中）
■ 对象（如对象患有影响性活动的疾病）

了解性功能障碍问题

性功能障碍的当前原因可能与原发原因不完全一样。男性和女性对性问题的反应也会引起进一步的问题。然而，只有当夫妻对性密切关注或感到不快的时候，性功能才会成为一个问题。性功能（如性生活的频率、勃起硬度、射精过早或者缺少

21

性高潮、性欲水平的程度）只能与夫妻的期望作比较，而不能同其他人的作比较。

了解性行为

自助手册第二章探讨了影响性功能的因素。患者了解性行为模式和性态度的形成过程可以帮助他们消除责备感，认清每个人都是个体学习经历的结果。

性行为模式是如何形成的

遗传因素在个体的性行为模式中扮演着重要的角色，但是大多数的性行为或性偏好来源于个体的学习。我们的性行为受到我们童年、青少年期和成年期经历的影响。

童年经验

在童年期，每个人都有一些经历会影响自己：

■ 性别认定（如认作男孩还是女孩）

■ 性别角色（如一种性别的典型行为或活动）

■ 性取向（如我们是受同性还是异性吸引）

■ 性行为（如我们如何看待性活动）

青少年期性经验

青春期是每个人的一个重要阶段，但对很多人而言也是一段很艰难的时期。下面是与青春期有关的重要因素：

■ 缺乏安全感、低自尊以及性行为都会引起性问题

■ 手淫和性唤起是进行性活动的一种正常和安全的途径

■ 对许多人而言，第一次性经历发生在这段时期，并且会影响到他们成年期的性活动

成年期性经验

人们会把他们在童年和青少年期形成的性模式带入他们的成年期。讨论的要点如下：

■ 对性的恐惧和误解可能会引起成年期性伴侣的问题

■ 性伴侣可能有与其不同并会引起冲突的观念和期望

■ 成年人不会完全改变他们的性模式，但可以在他们的性模式中改善他们的性技巧，并习得新行为

男性和女性对性问题的反应

男性和女性可能会由于不同的文化期望而对性问题的反应产生很大差异。

男性的反应

男性在不能进行性生活（如不能勃起）时可能会感到非常羞愧和极强的挫败感。他们可能避开性并孤立自己。他们可能以不同方式的"测验"来进行性生活。当他们再次失败的时候，这会让他们感觉是自己能力不足。即使"测验"成功了，他们也会觉得不"算数"。

如果是男性的性伴侣有问题，但只要是他能完成性交，他可能就不会注意到这个情况。其他的一些男性也可能会对他们的性伴侣感到不满或不信任。

女性的反应

如果一个女性有性问题，她可能会逃避性生活。她可能不会主动示爱或对其感觉作出反应，并且认为一旦男性有性唤起，就"随他去吧"。

女性对其性伴侣的性问题往往会有受到伤害、焦虑和不信任的表现。

影响性功能的医学因素

自助手册的第四章探讨了影响性功能的医学和身体因素。这些因素如下：

直接影响性功能的疾病

糖尿病、心脏病、癌症以及多发性硬化是最常见的对性功能有直接影响的疾病。这些疾病的作用会变化，但在大多数时间里，它们变化得很小。它们的影响程度可能轻重不一，有时

候性功能会正常，而有时候又不正常。

治疗师笔记

当患者寻找性问题的原因时，他（或她）可能固执地相信单一的解释。这种情况尤其发生在那些确信自己的问题是由医学因素引起的男性身上。然而，告诉这些人他很健康，他的问题并非医学原因时，会让他们感到不舒服。他们希望自己的问题是医学的（这样就不是他们的过错了），这样就可以通过药物或者某些其他简单的医学程序来治疗。

在这种情况下，治疗师指出问题不包含医学因素其实是个好消息，这一点是很重要的。所有的人都会对关于他们性问题的回答很敏感。这种反应并不表明他们与众不同，或者意味着他们有性心理方面的问题。治疗师指出医学因素在所有的情境下，而非仅仅是在与他的性伴侣在一起的时候会影响他也是很重要的。如果在手淫、与其他性伴侣或者睡觉的情况下有性反应（唤起、勃起、高潮）的话，医学因素就不大可能或者肯定不是唯一的解释了。

间接影响性功能的身体问题

不会直接影响性功能的其他疾病和身体因素可能也会成为"拦路虎"。由身体问题引起的消极情感可能会降低性欲。身体因素还会使个体感到缺乏吸引力或者不自信。

处方药

处方药常常与性问题密切相关；然而，药物对每个人的作用差异很大。我们不能预言哪种药物会影响一个人的性生活，虽然有几种特定类型的药物往往与性问题联系在一起。但是，某些服用这些药物的人还是改善了他们的性生活质量。这些药物的种类如下：

■ 已经有报告表明抗抑郁药物特别是选择性5—羟色胺再摄取抑制剂（SSRIs）对男性和女性的性功能有副作用。
■ 用来治疗精神分裂症和妄想症一类精神障碍疾病的抗精

神病药物同男性和女性的性问题有关。

■ 还有一种普遍认可的信念就是服用降压药会影响男性的性功能，即使相关实证研究很少，关于此类药物对女性性功能作用的研究也很少。

治疗师笔记

服用药物后出现性问题的患者应该在他们停药之前将情况告诉医生。

街头毒品

许多人相信街头毒品能使性功能更强，但实际上，它们更可能起妨碍作用。现在已有一些关于大麻、可卡因和海洛因对性功能的影响都存在积极和消极作用的研究报告（Yang & Donatucci，2006）。

酒精

酒精对性功能的影响取决于饮酒量、个体的饮酒史和个人酒量的大小。酒精既有急性（短期）也有慢性（长期）作用（Buffum，1982；Laumann，Gagnon，Michael & Michaels，1994；Rosen，1991；Yang & Donatucci，2006）。

短期作用可能包括抑制消失（这反过来会增强性欲）。一个人喝酒越多，他发生性行为的可能性就越低；男性可能会不能勃起，而女性可能不能达到性高潮。

慢性的酒精滥用会造成长期的影响。肝病和睾丸疾病会导致睾丸激素水平降低。这可能会引起性欲过低和勃起问题。如果雌性激素占优势的话，男性就会有乳房发育的现象。嗜酒的女性可能会有性高潮问题，而且还会影响怀孕。

停止滥用酒精或毒品后的性问题

许多男性或女性由于不断增强的性唤起意识，在停止滥用酒精或其他物质后常常会遇到性问题。他们可能会更关注性行为本身；这一关注降低了性快感，而且甚至会影响性交过程。

如果一个人靠使用精神活性物质来处理性问题，他可能会痛苦地意识到在不使用这些物质的时候问题依然存在。

治疗师笔记

> 从酒精或其他物质滥用中康复的个体所面对的性问题通常是暂时的。而且，个体在一个有支持作用的性伴侣的帮助下是能解决这个问题的。内科医生或治疗师的专业咨询也能帮助患者解决问题。

壮阳剂

人们一直在寻找壮阳剂——使人更想进行或更能享受性生活的食品或药物。目前还没有证据表明任何一种食品、药物或维生素对个体的性欲有"鼓动"作用（Rosen&Ashton, 1993）。

然而，有几种处方药会帮助男性勃起。伟哥（西地那非）、西力士（他达拉非）、艾力达（伐地那非）都已经通过严格的实证研究，被证明能对勃起障碍有积极的作用。然而，这些药物并不会增强性欲，他们只是增强了男性勃起的能力。需要注意的是使用上述任何一种药物时导致的勃起只会发生在那种能引起正常勃起的情境下，例如与性兴奋的性伴侣一起或者手淫时。

治疗师笔记

> 虽然这些药物使用起来很安全，但还是会对一少部分人产生一些副作用。他们会出现面部潮红、头痛、鼻塞以及视力模糊的症状。这都是一些有害的副作用，但可能不会引起注意。如果这些药物与某些心脏病药物共同服用，则会产生更严重的大大降低血压的副作用。在使用这些药物时务必咨询医生。

还有一些非处方药声称有帮助男性勃起的作用，但没有一种得到实证研究的支持。非处方药或维生素对勃起的积极作用可能更大部分是由于安慰剂效应。

应对慢性病

个体可能会因为一种慢性病而在性生活中做出适当改变。个体在发现最易于被接受或最令人满意的性行为方式之前，可能会尝试各种各样的性行为方式。大多数时间里，个体会在他或她的疼痛或不适处于可忍受的范围内时进行性生活。个体不仅要调整以适应慢性病，而且必须要处理其他的生活方式的转变和遇到的问题，例如抑郁和焦虑。

慢性病对个体性生活的影响取决于很多方面，包括对之前的性生活满意度以及个体性行为方式的灵活性。对那些没有过高质量的性生活或者性思想保守的个体而言，他或她的性兴趣很可能会进一步降低或者逃避性生活。而性思想开放的个体则会更好地应对医学因素，因为他或她可能更乐意去寻求各种方式的性快感。

与所有性问题相关的一般因素

通常当个体关注他们的性功能时，往往会关注心理的（如焦虑、抑郁或愤怒）、医学的（如疾病）和人际关系（如相容性、相互吸引性）方面的因素。还有一些其他因素经常被忽略，但它们往往能在某些个体和夫妻的性关系治疗中起到重要作用。

私密性

对许多人而言，那种其他人能够听到、看到或者知道他们进行性生活的时间的感觉会妨碍他们的性生活。亲戚、孩子甚至宠物在家里都会减少亲密感并妨碍性生活。

舒适感

性生活发生的地点缺乏舒适感也会妨碍性生活。对某些人而言，感觉不适的床或者汽车座可能也会导致不能勃起或者不

27

能达到性高潮。但这种不适感也可能是心理原因，正如一个案例中提到的一个男性在搬进其去世父母的房间后出现了勃起障碍。

新奇性和冒险性

过分的新奇性和冒险性（不可预测性）可能会妨碍性生活，而缺乏新奇性和冒险性（每次性生活模式相同）同样也会妨碍性生活。理想的情况是，大多数关系长久的夫妻发现适度水平的新奇性和冒险性会改善他们的性满意度和性兴趣。在新地点或者以不同的方式尝试性生活会是获得满意性生活的完美元素。

性兴趣和性兴奋

当夫妻关系进一步发展，变得更稳固时，性生活的频率和兴奋度通常都会降低。在长久的夫妻关系中，如果夫妻能做到以下几点那么就能保持性兴趣和性兴奋：

1. 灵活的性行为方式。
2. 双方在需要性的时候并不是总在一起。

灵活性指的是夫妻愿意体验或尝试新的性行为方式，以及变化他们通常的性行为方式。长期仅仅进行性交或者以同一种方式进行性交的夫妻性兴趣很可能会降低。类似的情况是，如果夫妻总是以可以预计的时间进行性生活，或者在对方需要性的时候从不拒绝的话也会降低性兴趣。维持长久夫妻关系的一般性指导原则就是，夫妻双方应该在都非常有性兴趣，而不是在一方完全没有兴趣或者对性生活感到不安的时候进行性生活。

个人空间和亲密感

即使亲密行为和亲密感是长久密切关系的基础，个人空间也还是需要的。许多夫妻在裸体、解决个人卫生或上厕所时并没有明确地分开。但总是能看到性伴侣赤裸可能会降低性兴奋，而且新奇感也会消失。类似的情况是，如果看到一些与性伴侣不卫生或上厕所等行为相联系的负面印象，性兴奋也会降低。

性兴趣需要靠神秘感和模糊感来维持。

计划好的与自发性的性生活

有些人在计划好的性生活中反应良好，而有些人对计划外的或自发的性生活反应良好。在计划好的性生活中，个体可以确立好性生活的顺序并确保没有事情来打扰。有孩子的夫妻会发现他们的性兴趣会被他们孩子的需要或兴趣所掩盖，计划好的性生活对他们而言就非常重要了。自发性的性生活，顾名思义，具有不可预测性和新奇性，因此更容易引起性兴奋。然而，一个潜在的问题就是，虽然自发性的性生活是很理想的，但对于那些有孩子的夫妻或上班时间固定的上班族来说，这种情况很难实现。计划好的同自发性的性生活虽然没有好坏之分，但当面对计划好的与自发性的性生活时，大多数关系长久的夫妻都能从这两种方案中获益。

区分能力

能够"区分"意味着有能力关注并享受特定时刻。那些无法实现区分的男性和女性通常会遇到更多的性问题，因为他们总是在思考问题或责任，而不能思考愉悦的感受或性兴奋行为。在一些极端案例中，个体几乎完全没有进行性生活的心情，因为他总是要关注或担忧其他的非性问题。有区分困难的人可能更会从"离开"或抽出特定的空余时间（关掉电视与手机）里获益，因为安静时刻往往与可能的浪漫及性生活相联系。

与担忧相对的恐惧或焦虑

从学术角度来说，"行为焦虑"会引发性问题这个说法是不正确的。性研究者已经证实恐惧和焦虑对身体的作用与性完全一样，即加快心率、呼吸，提高血压与皮肤敏感性。事实上研究已经证明，如果个体极度害怕或担忧，而性活动恰巧发生在恐惧或焦虑之后的话，他（或她）的性反应可能会增加。妨碍性活动的真正元凶并非极度的恐惧或焦虑，而是担忧。成功的性生活需要在关注性生活时的感受和快感的同时不担忧性生活的结果，也不考虑与性无关的事情。

家庭作业

✎ 夫妻是否已阅读了自助手册第一至四章的内容并回答了章节复习题。

✎ 让每个人完成自助手册中的"性信念"工作表（第二章）。

✎ 指导夫妻阅读自助手册的附录中的"常见的性荒诞说法"，并抽出特定的时间来互相讨论。

✎ 让每个患者完成自助手册中"影响性行为模式发展的因素"工作表（第三章）。

✎ 指导患者抽出具体时间来讨论过去影响他们性功能的有利和不利因素。

✎ 让每个患者完成自助手册（第四章）中"物质及其对性行为的影响"工作表。

第五章

性欲和性唤起问题

（对应自助手册的第五章）

所需材料

■ "影响性经验的积极因素"工作表

提纲

■ 回顾前一阶段布置的家庭作业
■ 讨论影响性欲的因素
■ 讨论影响性唤起的因素
■ 布置家庭作业

综述

治疗的基本原理

本章中所传达的基本原理就是，性经历提供了各种各样的经验，每次性经历都受到积极和消极因素相互作用的影响。

告诉患者的主要观念

告诉患者的主要观念就是，性活动并非一种机械的生物行为。性活动受到很多特别是与性伴侣相关的因素的影响。我们治疗过的许多患者曾一直生活在非常不利于性生活的情境下，但他们一直不明白为什么会被性问题所困扰。有一些患者在他们的生命中遇到了巨大的压力，或者他们想在没有色情意味的情境中体验性爱，但他们仍然期待着进行性生活时不受任何影响。治疗师必须强调，要想完美地进行性生活，所有男女都需要"满意的"条件。在不利的条件下患者会产生性问题，这对任何遇到"不满意的"条件的人来说都是很普遍的。"不满意的"条件可能是生物的、心理的或者人际的。这些条件会负面地影响男性和女性的性欲及性唤起。男性和女性的性欲问题指的是缺乏活力、激情或欲望。*DSM - Ⅳ - TR* 将这一问题界定为"性欲减退障碍"，所包含的症状包括，持续的性唤起和性活动欲望的消失。此外，这些情况的产生会带来巨大的压力或者导致人际交往困难。

性唤起问题与实际的生理功能问题相关。*DSM - Ⅳ - TR* 将这一问题界定为"女性唤起障碍"和"男性勃起障碍"，所包含的症状包括女性阴道润滑反应和男性勃起反应的消失。对男性和女性而言，这些问题也会引起个人的或人际关系的压力。对绝经期前的女性而言，性唤起障碍是非常罕见的，治疗师也很少遇到。对女性来说，关注的焦点应该是性欲和性高潮问题。

对所有的患者来说，自助手册中第五章的内容都很重要，因为这些内容明确地鉴别了可能正在影响性功能和性唤起的积极和消极因素。因而，即使这些章节列出的问题很具体，但这些内容对其他失调也同样适用。所以，应该建议所有患者，不管他们的问题是哪种类型，都应该阅读第五章和第六章的内容。

性欲问题

性欲的界定

性欲是一种个体有兴趣手淫或者与另一个人进行性活动的心理状态。男性和女性可能性欲过低或性欲缺乏，同样也可能性欲旺盛或性欲过高。性欲过低是一种性功能障碍，而性欲过高往往指的是性沉溺。这本指南仅仅处理性功能障碍，而不解决性沉溺问题。

情境性的与普遍性的性欲问题

性欲过低的确定需要对性行为的这些方面进行测量：手淫、性幻想、与固定性伴侣的性生活及其他相关因素或除个体固定性伴侣之外的人的性生活。仅仅与一个人或在特定的情境中没有性欲是情境性性欲过低问题，而如果在所有的情境下以及对所有的人都没有性欲就是普遍性性欲过低问题。了解这一点非常重要，因为这将决定如何治疗性欲问题。

情境性性欲过低的原因与治疗

情境性性欲过低问题的可能诱发因素有很多。下面是针对大多数常见的情境性性欲过低问题的治疗方案：

1. **夫妻冲突**。由于冲突或者缺乏爱而引发性问题的夫妻，可以从专业治疗师的夫妻治疗中获益。最可能从夫妻治疗中获益的就是性问题是最近（过去的五年之内）产生的那些夫妻。大多数夫妻冲突的原因是缺乏交流和解决问题的技巧。如果是这种情况的话，可以指导患者参阅自助手册第八章的内容。

2. **缺乏吸引**。如果问题是一方对另一方缺乏性吸引的话，就要在开始阶段指导患者努力去发现其性伴侣能增加其性欲的外表或行为的变化。与性伴侣一起完成这一主题的内容，有助于个体以一种积极而非消极的方式去关注对方。个体应当努力采取一种合作和关爱以避免引起指责和防卫的方式来完成这一主题。例如，如果其伴侣体重超重了，个体可以说锻炼对大家都有好处，并提出一起锻炼的建议。

3. **令人厌烦的或一成不变的性模式**。若夫妻总是以缺乏变化或激情的一成不变的方式进行性生活，而他们都愿意一起改善他们的关系的话，情况很可能会发生变化。需要记住的一点就是个体在性行为上存在差异，因此不应有指责或者有对错之分。在考察什么样的方式会对他们有帮助时，夫妻应该表达出他们对新方式的喜欢和享受程度。通过这样的方式，夫妻间对性的交流才能得以改善，常规的性行为方式才可能增加一些新的内容。阅读有案例插图说明的性行为手册，可以在给夫妻提供建议和指导其新的性行为方式上起到很大的帮助作用（如Hooper，2003）。

普遍性性欲过低的原因与治疗

男性和女性的普遍性性欲过低问题都有医学和心理两方面的原因。

严重的抑郁会影响很多人的性感受。大多数情况下，如果心理因素得到处理的话，对抑郁的有效治疗会改善性欲。然而，有一些服用选择性5—羟色胺再摄取抑制剂（SSRIs）类药物的抑郁症患者常常报告其有降低性欲的副作用。

睾丸激素低于正常水平的男性也会有性欲过低问题。而女性荷尔蒙过低的作用还没有像男性那样得到清晰的确定。对荷尔蒙水平的诊断和低于正常睾丸激素水平的治疗必须由内科医生来执行。男性使用外用睾丸激素时要考虑年龄和健康因素。对于患有前列腺癌的男性来说，服用额外的睾丸激素会加速癌症扩散。而对于大多数睾丸激素低于正常水平的男性而言，服用额外的睾丸激素是很安全的。睾丸激素的服用可以通过片剂、注射、药膏或凝胶的方式。睾丸激素低于正常水平的男性服用后其性动机通常会增强。

性唤起问题

什么是性唤起？

对男性和女性而言，"性唤起"指的是当我们想要进行性生活的时候所体验到的身体和心理的变化。对男性而言，身体变化就是阴茎勃起，而对女性而言，身体变化就是阴道变滑或"湿润"，对某些女性来说，乳头会变硬。对男性和女性来说，性唤起时的心理变化就是自己的注意力集中在性刺激和性快感上。

当男性有性唤起困难时，他们可能会有勃起困难或者不能在整个性活动中保持勃起。这种情况就是阳痿（ED）。男性不能勃起会进一步导致其担忧，然后在每次的性情境中时，他都会认为自己失败了。这也就是常常说的"行为焦虑"，而且它会形成恶性循环（不能勃起导致担心，而担心不能勃起又会导致持续性的不能勃起）。

有性唤起问题的女性会出现阴道润滑困难。这会导致缺乏快感甚至会在性交时引起疼痛。实际上 ED 在男性身上有一定的普遍性，而绝经期前就有性唤起问题的女性就很罕见了。

性唤起是如何发生的？

在男性和女性身上，性唤起是两种因素的结合：强烈的心理吸引和身体刺激。大多数时间里，身体刺激会让男性勃起。在女性身上，它们导致阴道润滑。性唤起不是一个自动过程，而是发生在有足够好的或积极的性刺激因素的作用时。

治疗师笔记

个体即使并不希望，在性活动中也能被性唤起，例如在遭受性侵犯或性虐待时。这并不意味着受害者是在享受这种经历，仅仅表明存在能唤起受害者身体的足够的性刺激。伴随性虐待的恐惧和愤怒可能会使性唤起更强烈。这是因为恐惧、愤怒和性唤起都会增加心率、提高血压和加快呼吸。在某些受惊吓或者憎恶的情境中，身体上的性唤起信号或许会让受害者感到困惑。

影响性唤起的因素

许多因素对性唤起都有影响。一般来说，它们分为三类：生理的、心理的和人际关系的。

生理因素

影响性唤起的身体因素包括影响性功能的疾病、影响个体感受的身体情况、特定处方药的作用以及酒精和其他物质的滥用。对任何人而言都难以估测疾病、药物或其他物质是如何影响性功能的。某些因素，例如一些特定的处方药会阻塞大脑中主管性驱动功能的血管。其他因素会影响身体的功能。尽管生理因素可能会阻碍性活动过程，但他们不会总是一直阻止这一过程。

图 5.1 说明了积极和消极因素是如何影响性活动的。在性活动中，这些因素可以调节促进或阻碍性功能的天平。这些因素的平衡作用可以变化，有时候会导致满意的性活动，而有时候会导致令人不满意的性活动。有几种特定的消极因素危害相当大，而且不管是否有积极因素的作用，性活动都不可能发生。例如，在一个患有严重糖尿病的男性身上，即使有性唤起，他也不能勃起，因为供给他阴茎的血液相当少。

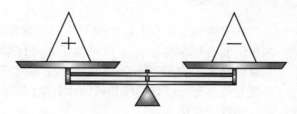

心理因素	良好的精神卫生	抑郁或创伤后应激障碍
	对性伴侣具有吸引力	对性伴侣缺乏吸引力
	对性伴侣的态度积极	对性伴侣态度消极
	性态度积极	性态度消极
	关注愉悦感	关注表现
	追求新奇	因循守旧
	良好的自尊	低自尊
	舒适的性环境	不舒适的性环境
	可变通的性态度	僵化、狭隘的性态度
身体因素	不吸烟	吸烟
	不过量饮酒	过量饮酒
	没有服用影响性生活的药物治疗	服用抗高血压（心脏病）药物/毒品
	身体健康	身体不健康
	有规律的适当的锻炼	心血管问题
	良好的营养	糖尿病
	性功能健全	**性功能障碍**

图 5.1　影响性功能的积极和消极因素

治疗师笔记

一次性生活不应被认为是完全好的或完全坏的。提醒患者即使是并不完美或五彩缤纷的性生活也可以是令人满意的。

心理因素

心理或个人因素也会影响性生活的过程。这些因素包括一种积极的性态度和"在状态中"。另一些因素就是自尊和自我的良好感觉，包括对身体的喜爱。对自我的不自信或者对性的不安会妨碍性亲密感。记住非常重要的一点就是要关注性快感和性愉悦的感受而非个人表现得如何（如个人是否能够勃起）。如果有对性不安的想法或与性无关的想法（如担忧工作）就会剥夺个体对性的享受。自然环境（如噪音水平）、性活动的时间（如白天还是晚上）以及私密程度（如客人或亲戚在家里）也可能妨碍性唤起。

心理因素如抑郁可能也会影响性生活。大多数感到抑郁的男性和女性都极少有或没有性欲，而且性唤起也会被妨碍。抑郁也会使身体很难做出性反应。创伤后应激障碍（PTSD）也可能会影响性欲和性唤起。过分警惕或总处在"警觉状态"中会让人远离性生活所需的快乐想法。

人际关系因素

许多人际关系因素会影响个体的性生活：个体与其性伴侣的关系如何，个体感觉其性伴侣的吸引力如何，与其性伴侣进行性活动时舒适感如何，以及其性伴侣进行性生活的方式等。男性似乎不如女性了解性伴侣因素的重要性，似乎认为只要在需要性的时候有个性伴侣就可以了。许多男性甚至在性伴侣有明确的、敌对的问题时也希望能够性唤起。但性伴侣不配合或缺乏兴致肯定会妨碍性活动，不管其有没有意识到他（或她）的反应。

身体吸引

对男性和女性而言，对其性伴侣基本的身体吸引是影响性唤起的一个重要因素。仅仅有个体性伴侣的存在以及对性伴侣的尊重和爱并不意味着个体就一定能性唤起。男性的性唤起（勃起）和女性的性唤起（阴道湿润）取决于高度水平的性兴奋感。每个人都应该努力欣赏对方，这对于自尊和得到对方的喜爱都很重要。

了解性活动的原因

绝大多数男女对于为什么需要性并没有想太多。他们可能会说他们需要性是因为"它感觉棒极了"或者因为"我在恋爱中"。然而，性生活的原因可能区别很大，而且取决于性伴侣是"新的"还是"熟悉的"人。个体与一个新的性伴侣在一起时，相处时间在 6 个月内或更短的话，性活动的两个重要原因就是身体上的吸引和新奇感。与个体熟悉的性伴侣在一起的话，性爱的其他缘由会不时发生作用。这可能包括生小孩、互相表达爱慕之情、争吵后的和好或者仅仅为了性愉悦。不管性生活的原因是什么，都需要有充分的性兴奋来引起性唤起。进行性活动的原因也会影响到性活动的满意感。性活动的一个原因可能会让性生活在身体上表现相当好，而另一个原因可能会让性生活在情感上表现相当好。

治疗师笔记

一些来寻求帮助的性问题患者抱有一些不切实际的期望，认为每次性生活都应该是刺激和兴奋的。当事实不是如此的时候，他们可能会不高兴或者愤怒，会退出性生活或者甚至完全压制他们的性欲。所以应该提醒患者注意，性生活的原因会时不时地变化，同时性生活会随着时间的推移而或多或少地有兴奋或刺激的变化。而且，男性勃起的硬度和女性阴道湿润的程度也会随着时间而有所不同。所有的这些都是正常的。

了解影响性活动的积极因素

对绝大多数人而言，性活动有两个必要的条件：私密性和不被干扰的环境。除这两者，理想的性活动情境就因人而异了。对每个人来说，都有让性活动更愉悦的情境。个人的喜好不同。有人喜欢烛光和镜子。有人喜欢关灯。有人喜欢在早上做爱，而另一些人喜欢晚上。有人喜欢在做爱之前沐浴，而有些人却不是。所有的这些因素都是个人喜好，无所谓对错。

许多人认为不管情境如何性生活都应该是非常棒的。然而，仅仅有好的意愿和有能力的性伴侣并不能保证好的性生活。许多夫妻通过置身于两人都喜欢的情境中或者转换到互相适应的情境中来改善他们的性生活。当夫妻不够灵活以至于忽略了他们的性偏好和性差异时，就会产生严重的性问题。

了解影响性活动的消极因素

不利于性活动的情境就是那些让人感到不舒服的环境或不能使人性唤起、让人"没有状态"的事情。这些因素包括转移个人的注意力或者令人担忧的事，例如一个哭着的婴儿、一条正在叫的狗、对性伴侣的不满或者正在响着的电话。

好的性生活需要增加积极的性因素并减少消极的性因素。这一准则看起来是常识，但是，夫妻常因试图在最糟糕的环境中做爱而产生问题。例如，他们会在没有心情或者感受到压力的时候进行性生活。

衰老与性活动

男性和女性经常会问到年龄对性功能的影响。与年龄有关的最普遍的问题就是"性活动是否会在特定的年龄停止？"另一个比较常见的问题就是"性活动是否会在特定的年龄达到顶峰？"对这两个问题的回答都是"否"。但年龄在某种程度上的确会影响性活动。有比年龄更重要的会让性活动令人满意或沮丧的因素，例如，关系的和谐程度以及双方的吸引程度。担忧和其他消极因素在任何年龄都会妨碍性活动。

男性随年龄发生的变化

对男性而言，随着年龄发生的最显著的变化就是勃起问题。随着年龄的增长，他想到性或者看到与性相关的事情就勃起的次数会越来越少。一些人会认为自己阳痿了，因为他们在遇到这些情况时不再能勃起，但这仅仅意味着随着他们变老，他们对诸如色情图片一类的性刺激的反应可能不会像以前那么强烈了。大多数男性会在 30 多岁后期或 40 岁的时候注意到这一变化。一般而言，随着年龄的增长，男性需要更直接地刺激阴茎才能勃起。

大多数男性的另一个变化就是，他们年纪越大，性高潮后性唤起所需的时间也就越长。对十几岁的青少年或者 20 岁左右的年轻人来说，不应期——男性在性高潮之后再一次勃起所需要的时间——可能仅仅是几分钟，但对一个 60 岁的男性而言，却可能是一个小时甚至更久。

最终，随着年龄的增长，男性射精的时间也会发生变化。一般规律就是，年轻男性射精很快。总体上来说，年龄越老的男性射精越慢。其他影响男性射精时间的因素我们会在第六章进行探讨。

女性随年龄发生的变化

年龄的增长也会让女性在性生活上产生一些变化。正如男性一样，女性也需要更直接地刺激外生殖器才能实现性唤起。而且，性唤起需要的时间可能会更长。女性进入绝经期后，她们会发现在性交过程中，阴道湿润的程度急剧下降。性交可能会变得不那么舒服，甚至会引起疼痛。使用润滑剂会有一定的帮助作用。

发生在男性和女性身上的这些变化都是正常的，在任何年龄，性活动都不会停止。有些因素比年龄更重要，例如性生活发生的情境。通常而言，随着年龄的增长影响个体性生活的因素是越来越差的健康状况。

案例

患者接受性治疗时常常会寻找他们性问题的单一解释，而且经常会忽略一些诸如对性伴侣的消极态度之类的明显因素。确认单一的医学问题作为性功能障碍的原因，要比在面对将一个心理或人际关系问题的复杂性和未知性作为性功能障碍的原因时更容易一些，并且可能更容易被接受。

治疗师：请告诉我，你是什么时候开始有勃起问题的。

患　者：这发生在我妻子和我决定离婚前大约一年。

治疗师：你们已经结婚大约 15 年了，你和你妻子是在什么时候开始相处不愉快的？

患　者：我想答案应该是我们最后不在一起的 5 年。生活很烦人，并且我们经常吵架，看起来好像我们一直在互相生气。

治疗师：你和你妻子在你们婚姻最后的一年里有没有试图进行性生活？

患　者：有，我们每次都进行一小会儿。即使是我想进行性生活的时候，我也会遇到勃起消失的情况，那时她就会很生气。她会说，"当你不行的时候，你为什么还要烦我？"我就感觉很糟，并且很生气、很沮丧。

治疗师：既然你们离婚了，你有没有同其他女人进行过性生活？

患　者：有。这就是我不明白的地方。我遇见了一个很迷人的女人，在第三次约会的时候我试图进行性生活，但是却失败了。我过去认为是我妻子的问题，但现在我知道这是我的问题了。

治疗师：这个迷人的女性在你勃起消失后是如何反应的？

患　者：哦，她开始的时候似乎很理解，但很快她开始说让我性唤起并非她的事情，而且她与其他男人从未遇到这样的问题。

治疗师：你认为是什么导致了你们的问题？

患　者：我不知道，但我的身体肯定出了某些问题，因为这事发生在两个女人身上了。我新认识的这个女人很迷人并且需要性，而我却不行了。虽然我也想，但却无能为力。

治疗师：你有没有在其他的时间确实勃起过呢？对男性来说，当他们睡觉或者上午醒来时勃起是很正常的，男性在手淫或者看色情图片时会勃起也是很正常的，你的情况如何呢？

患　者：哦，我在那些时候也会完全勃起，但我想要勃起的时候就不行了。你有没有一粒药丸来帮助我勃起呢？我听说有些男性吃药就能勃起。有没有维生素或者某种刺激物呢？

治疗师：你在夜里或者看色情图片时能勃起是一个非常积极的信号。这意味着你的身体功能很正常。许多不同的因素会影响男性的性功能，我们需要做的就是确认是什么导致了你的情况。不同的时间里可能有不同的原因，因此影响你和你妻子的因素可能不同于影响你和你女朋友的因素。

没有什么维生素能帮助你勃起，但在某些情况下药物可能很有用。首先，让我们先看看可能影响你和你妻子以及你和你女朋友的性反应的某些因素，先评估你和你妻子的情况。你曾说你对你妻子很愤怒，当你愤怒的时候你真的愿意进行性生活吗？

推动治疗师和患者的谈话继续下去的要点在于，治疗师要指明第一次的 ED 经历会导致行为焦虑，而这又会引起与另一个性伴侣的 ED 问题。患者的第一次 ED 经历源于婚姻内的冲突，而离婚后与另一个性伴侣的 ED 经历更可能源于行为焦虑（如担心失败）。

非典型的和有问题的反应

某些因素在患者出现问题之前并没有妨碍性活动，要让患者将当前的某些因素确认为有问题的是很困难的。例如，一个一晚上喝了 3 瓶或 4 瓶酒的男人可能不会将酒作为性无能的因素，因为过去他总是喝酒，而且没有出现过性问题。图 5.1 中的平衡天平可能有助于患者了解，现在酒为什么变成一个影响因素了，而过去为什么不是。治疗师可以帮助患者确认过去和现在的积极和消极因素。

像年龄、压力水平、身体条件和伴侣关系这些因素通常与这一讨论有关。治疗师讨论的要点应该是，大量调整饮酒行为会对身体具有抑制性，也就成为了消极因素。这种抑制的重要性可能仅仅在其他消极因素出现，或者积极因素消失的时候才显示出来。

家庭作业

✎ 夫妻是否已经阅读了自助手册第五章的内容并回答了章

节复习题。

✎ 让每个人回答自助手册第五章中"影响性经验的积极因素"工作表。

✎ 要求夫妻抽出时间来谈论各自喜好和厌恶的事情。如果他们有太多分歧的话，应努力达成一致。

第六章
射精与性高潮问题

（对应自助手册的第六章）

所需材料

■ "影响性体验的因素" 工作表

提纲

■ 回顾前一阶段布置的家庭作业
■ 引出关于射精的有用信息
■ 引出关于男性和女性性高潮的有用信息
■ 布置家庭作业

综述

　　患者需要明白一点，他们出现性问题的原因在于存在各种各样的抑制因素或者是缺乏充分的促进因素。有的性功能障碍很有可能是因为存在一些关于性的荒诞想法和误解。这种情况特别见于男性射精的案例中。最普遍的误解就是只要男性想，他们就能"坚持"。我已经遇到过认可这一误解的一些男女。

　　在这种情况下，就需要提供一些正常的信息和解释来说明大多数男性在积极的性活动时"坚持"的范围在1～8分钟。男性射精速度会受到年龄、性唤起和上次高潮的时间这些因素的影响。射精速度的差别也可能在很大程度上取决于身体因素，例如对触觉刺激的敏感阈限。治疗师需要向出现快速射精问题的男性及他的性伴侣提出这种可能性，以帮助他们解决问题。对于那些高潮体验延迟或缺失的男性或女性，本章将会探讨医学原因，并思考伴随低性唤起、缺乏勃起刺激和缺乏性技巧这些问题的可能性。

导致男性和女性性高潮的刺激的类型和强度变化很大，性高潮的强度和快感在个体身上变化也很大，它依赖于大量的刺激和抑制因素，比如人际关系的持久性。治疗师应该向存在性高潮问题的患者说明所有的这些因素，这样的话，患者就可以根据他们在性高潮时的体验形成现实的期待。

有许多男女尽管有现实的期待和充分的性刺激，但仍然不能达到性高潮。在这些情况下产生的性高潮障碍可能与不安全的或者有压力的性伴侣关系有关。相应的治疗首先应关注夫妻问题，然后是性功能障碍问题。一旦夫妻关系达到了充分的亲密和包容，我们就可以关注性高潮问题了。除了按照上面的指导提纲和第十章里提到的感觉关注策略外，思想开放的夫妻通过使用健慰器也可能获得巨大的快感并达到性高潮。很少有人会考虑使用健慰器，但实证表明健慰器类的刺激对男性和女性的性唤起和性高潮都是可靠的诱发因素（Turner & Rubinson，1993）。

男性射精延迟的另一种值得探讨的可能原因就是自慰采取的方式。我曾经在咨询中遇到一些抱怨高潮延迟的男性患者报告自己非典型的自慰方式。

大多数普遍的情况就是，我所遇到的有自慰习惯的男性往往是在俯卧时通过使用枕头或床单来摩擦阴茎。有这种情况的男性可通过使用手或润滑剂来进行自慰而从"再训练"中获益匪浅。这会促进刺激与性伴侣性交时的感觉。

另一种性快感和性高潮的增强剂就是润滑液。治疗师应仔细考虑是否有必要推荐健慰器或润滑液，及如何推荐才不至于冒犯或吓到患者。治疗师还应将这些建议表达为"某些患者发现这是很有帮助的选择"。有兴趣尝试这些建议的患者需要得到一些指导，从而知道去哪里买健慰器（通常是特定商店或大型连锁药店）或者润滑液（药店的柜台），以及如何使用它们。治疗师应告诉患者没什么用法一定是正确或错误的，但是直接用健慰器刺激阴蒂或阴茎可能反应会太强烈且有不适感。治疗师还应鼓励患者要多次尝试，不要一次就放弃了。因为这里面还存在一些技巧。

发病前的性厌恶也可能是出现性高潮问题的原因。这可能与对性的恐惧和厌恶的消极的性经历有关。这些问题必须在执行上面提到的增强性高潮的建议之前提出来并加以解决。

某些人有目的地阻止他们的性高潮，因为他们担心昏倒，担心性高潮会让他们看起来很傻，或者担心性高潮会导致他们失去控制力。在这些情况下，个体可以从关于性高潮体验是一种正常的、健康的反应的讨论中获益。治疗师要指出有关性高潮的荒诞想法和误解，并阐明性高潮的生理机制，这对患者很有帮助。

治疗的基本原理

治疗射精或性高潮问题的重要治疗原理就是避免给性行为带来压力。如果治疗师关注射精或性高潮，并传授一些技巧来改善它们，那么治疗很可能会失败，因为这样会给性行为带来压力。更成功的方法应该是关注性活动的快感和乐趣，仅仅把射精和性高潮看作整个性体验的一部分。心理上的评价、快感和意义应当同感觉上的快感并重。通过将心理上的满足感与更普遍的感觉上的快感相提并论，这样患者就不大可能在进行性生活时感觉到来自治疗师的压力。

治疗师如果直接询问有性高潮问题的患者在实践中是否体验到了性高潮，就可能会在无意中给患者的性行为带来压力。记住，目的是要增强快感，治疗师也应询问快感。如果患者体验到了性高潮，那么他或她自然会说出来的。

告诉患者的主要观念

告诉患者的一个主要观念就是射精和性高潮仅仅是性行为的整个快感的一部分。性行为成功的界定标准不应该仅仅是射精和性高潮。通过帮助患者关注性体验的整个过程，治疗师可以帮助患者消除关注射精和性高潮的压力。

　　一个相联系的观念就是，在大多数情况下，性高潮并非一定发生在具体的时间间隔内，或者是夫妻双方同时体验到性快感或"成功的性行为"的时候。治疗师需要向患者强调，性高潮或者发生在其性伴侣高潮之前或之后，或者在某些情况下根本就没有，但是性行为仍然是快乐的和令人满意的。这些指导容易使患者增强获得性快感的可能性，并消除其对性行为的压力。

男性的射精

　　让患者了解射精过程的基本原理是很有帮助的。男性的确很难控制这一过程。许多因素会影响男性性生活时射精的时间，包括年龄、性生活的频率和性唤起的程度。

　　第六章列出了一些方法，可以帮助一些男性更好地控制射精。然而，应对射精担忧的最好方式就是让男性和他们的性伴侣了解和分享事实情况。通过这种方式，双方能产生更现实的期望。

影响射精的因素：年龄、性生活的频率和性唤起的程度

　　一般而言，男性越年轻，射精越快。这种情况可能与许多因素有关，例如良好的身体状况、性的新鲜感、没有固定性伴侣及不多得的性机会。男性性生活的频率与他控制射精的能力之间的关系仍存在争论。有关这方面的研究也没有明确结果，但似乎是一个男性的射精次数越多，他在性生活中"持续"（保持勃起）的时间也就越长。例如，同一晚有过两次性生活的男性，以及在与他的性伴侣开始性生活之前已经通过手淫达到性高潮的男性在第二次的性生活中会更有控制力。一个一周或者更长时间没有性生活的男性可能不如一个一周有三次性生活的男性对射精有控制力。此外，男性性唤起的程度越强，射精的速度也会越快。

射精速度的差异

上面讨论的因素可能会直接影响到男性的射精速度。然而，正如大多数的男性行为一样，射精模式也会因人而异。一个男性可能除身体条件外，其他条件与另一男性完全相同，但这种身体差异可能会让他比另一个人更快地射精。通常男性及其性伴侣不了解这一事实而往往会心生怨恨、责备和焦虑。当一个男性射精"太快"的时候，他或他的性伴侣往往会认为一定是出了什么问题。当他射精"太慢"时情况也是如此。许多人对男性应该持续多长时间有不现实的想法。这些想法往往源于"闭门吹牛"、街坊传闻和色情电影。已有人研究了男性在插入后多久射精，结果表明对大多数男性而言，平均时间为2～8分钟（Crooks & Baur，2004；Wincze & Carey，2001）。

药物和射精

许多治疗精神问题的药物会影响射精的速度（Meston & Gorzalka，1992；Yang & Donatucci，2006）。例如，治疗抑郁症的某些药物会延缓射精。而这些药物是用来治疗其他问题而非延缓射精的。由于延缓射精仅仅是副作用，因此用于这种目的的使用结果是很难估计的。消除阴茎感觉的药膏已经被用来治疗男性的射精问题。然而，这一用法仍存在争论。这种药膏可能会降低快感而不是让男性有更多的控制力。

男性和女性的性高潮

对男性和女性而言，性高潮既是一种情感体验也是一种身体体验。男性和女性对性高潮的主观描述几乎一样，而且往往会包括"一种强烈感"、"极度兴奋和快感"、"一旦结束后的温暖、冷静和放松"之类的词语和很多类似的句子。身体体验涉及生殖器区域的肌肉收缩和敏感性增强。性高潮的经历会随着每次经历的不同而有所差异，可以非常强烈或非常温和。对男性而言，性高潮和射精往往会同时发生，因此通常不用怀疑男性的性高潮经历，即使这非常温和。然而，对于女性来说，非常温和的性高潮可能会让她怀疑到底是否有过性高潮。当男性或女性很难到达性高潮，或者到达性高潮不大频繁，甚至是即使有足够的刺激也从没达到性高潮时，那就可以说他们有性高潮障碍了。

有关男性性高潮的有用资料

男性往往在射精的同时达到性高潮。然而，男性也可以射精而没有性高潮。而且，男性也可以达到性高潮而不射精。即使男性没有勃起，但他仍可以射精并达到性高潮。而那些妨碍性生活的因素能让男性不射精，也可以让男性没有性高潮和不能勃起。它们还会扰乱一般的性反应。

性高潮的强度

某些男性认为每次性高潮都应该是非常强烈的，而当不是这样的时候他们就会惊讶、不安和担忧。男性随着性唤起的程度而体会到从非常温和到非常强烈的性高潮。男性性唤起的程度越强，性高潮越强烈。其他最能影响性高潮的因素就是年龄、男性对性伴侣的了解程度以及心境状态。一般而言，男性越年轻，性高潮就会越强烈。如前所述，男性的年龄可能也会影响到射精。

通常，如果一个男人与同一个性伴侣相处了很长时间的话，他的性高潮的强度可能会降低。这种情况可以尝试一些让性生活更令人兴奋的改变——例如，换一个环境，比如在度假的宾馆里，或者尝试一种新方式，比如新的性交体位，也许能使性高潮更强烈。如果男性抑郁或者担忧，那么他的性高潮可能会很平淡甚至完全消失。反之亦然，如果他很快乐并且没有担忧的话，就可能在性交过程中体验到比较强烈的性高潮。

药物和性高潮

对射精有影响的药物可能也会影响性高潮。目前没有任何一种处方药或者街头毒品能保证增强性高潮。一些处方药如抗血压药、抗抑郁药、安定药和抗惊厥药会降低男性性高潮的强度。幸运的是，有许多药物可以治疗具体问题。因此，可以通过使用治疗具体问题的其他药物改善性功能。这应该遵照内科医生的指示。

有关女性性高潮的有用资料

正如男性一样，女性的性高潮强度也会有从非常温和到非常强烈的程度差异。影响男性性高潮的因素也会同样影响女性的性高潮。然而，女性的性高潮还是有别于男性。

第一，女性一般不像男性那样容易达到性高潮。女性似乎是性经历越多，就越可能在性交过程中获得性高潮。经验似乎有助于女性了解何种类型的刺激对她来说才是最好的。女性达到性高潮的方式可能是习得性行为，或者仅仅是一种偏好。这种方式要比其他任何方式更好或者更坏。对女性而言，在性生活开始或结束后通过手的刺激或者口交达到性高潮的情况是很普遍和正常的。

第二，女性在性高潮后比男性恢复得更快。一般而言，男性需要一定的时间从性高潮后的时间里（不应期）恢复，而女性身体能够获得多次——多重性高潮。尽管有些年轻男性也报告有过多重性高潮，但这在女性中更多见。然而，虽然女性能够经历多重性高潮，但也只有少数人有这种体验。

第三，男女两性的性高潮还存在第三种差别。一些研究者相信，女性有两种不同类型的性高潮。一种源于对阴蒂的刺激，另一种源于性交中的内部插入刺激（Laumann et al.，1994）。

第四，女性在性交过程中不必一定要靠达到性高潮来使自己满足。对大多数男性来说，性高潮往往是性生活的目的，因此，当性高潮没有出现的时候，他们就会感到不满足或者有失败感。这对女性来说就不完全相同，因为性高潮并非她们唯一的目的。分享、爱抚和激起欲望对她们而言也非常重要。男性有时候不了解这些，还会认为如果他们的性伴侣没有性高潮的话他们就失败了，即便他们的性伴侣表示满意。

案例

治疗师：你说你的问题是早泄。我治疗过很多声称自己有早泄经历的人，但我发现人们对这一问题的界定有很大变化。我见到某些人认为自己早泄是因为他们在插入之前就射精了。另一些人则认为，如果在性生活15分钟之内射精就是早泄。你的界定标准是什么呢？你射精的经历又是什么样的呢？

患　者：哦，我并不是在性生活开始前就射精，但我仅仅能持续一两分钟。

治疗师：你射精后又会怎样呢？你感觉如何，作何反应？

患　者：我很愤怒，通常我会向我妻子道歉。

性伴侣：他会很烦，彻底没了心情。我认识到我不能进行性生活了，即使是想想也不行，因为我们都烦了。他让我很烦，因为他很烦。我告诉他，这没关系，但他却不听。

治疗师：我认为问题的一部分是由于你们的反应方式。性应该是快乐的和享受的，它不应该是一种表演。治疗中我努力做的事情就是让你们认识到，享受你们的性生活，而不要担心它。

告诉我，你们通常的性体验像什么？你们的性生活一般持续多长时间？

患　者：我认为仅仅是一分钟左右，有时候更短。

治疗师：你做什么事来控制它了吗？

患　者：我努力想一些其他的事情，比如工作或者运动，但并不管用。

性伴侣：他也不让我抚摸他，我们几乎没有任何前戏，因为他怕自己会早泄，我就躺在那里，我都不知道该干什么了，感觉很糟，有时候我会哭。

治疗师：你认为性生活应该持续多长时间呢？

患　者：我不知道，但肯定要长于我现在的持续时间。我知道有些人会夸张，并且说他们能持续30分钟或者更久，但我朋友说他能持续15分钟，我相信他说的。

治疗师：好的，你朋友可能告诉了你实情，但事实上大多数男性持续大约2~8分钟。最重要的一点就是你和你的性伴侣要享受性爱。由于你将精力集中在你能持续多长时间上，所以就把性生活弄得紧张和不快乐了。你们两个都要朝着享受性爱的方向上努力，而不要担心进行得如何，这是很重要的。你必须做的第一件事就是忘记你要持续多长时间，并享受你正在做的。许多有过早泄经历的夫妻会采取不同的策略来应对这种行为。例如，某些夫妻会在性交前通过手的刺激或者口交让女方达到高潮。而且，当你射精时不要生气或者感到挫败也是很重要的。应该做的是，享受性爱。射精后，继续性爱。许多男性在射精后一两分钟仍然能维持勃起状态，并且这可以让夫妻双方享受更多的性爱。你怎么会认为你射精很快呢？

患　者：我不知道。我认为我神经脆弱或者有其他什么问题。我试图告诉她，我不能控制，但她却不相信我。

性伴侣：好的，我认为你在为自己开脱。你总是与你的朋友在外面混在一起，你不谈论我们之间的问题，看起来你好像没有留出给我的时间。

治疗师：听起来好像有些其他的问题影响了你们彼此间的感觉。

临床评估

与这对夫妻的交流是很有典型性的。这个案例说明了误解、适应不良和一般关系问题的共同作用。早泄的问题极少出现在相处得很好的夫妻，或者有其他满意的性伴侣的人身上。除非问题极其特殊，大多数相处得很好的夫妻都会解决好早泄的问题。

非典型的和有问题的反应

早泄问题的治疗对于一个没有合作的、可信任的性伴侣陪伴的单身男性来说更困难。与性伴侣一起治疗更有机会带来一些共同的理解和一套有共识的性治疗目标。没有稳定的性伴侣的单身男性必须应对不可预知的性伴侣的反应。而且，由于单身男性必须考虑性传播疾病和意外怀孕问题，他也就承担不起避孕套使用不当带来的后果。结果就是，他必须在射精后迅速抽出阴茎来以防止避孕套滑落，而注意力就集中在射精上了。在治疗有早泄问题的单身男性时要强调其应关注性伴侣的选择和一般的性技巧。治疗师应鼓励男性选择一些没有倾向性、容

易交谈而且性适应灵活的女性作为性伴侣。选择了有倾向性和
呆板的女性作为性伴侣的人可能会感受到更多的压力和失望。
男性有了"合适的"性伴侣，就能将精力集中在一般的快感上，
也就能以各种各样的方式取悦他的性伴侣。

　　最后，还要考虑使用药物作为治疗的调节手段。有些研究
表明选择性5—羟色胺再摄取抑制剂（SSRIs）可能有助于延缓
射精（Rowland，Perelman & Brehm，2008）。即使这是选择性
5—羟色胺再摄取抑制剂（SSRIs）的副作用，在许多情况下它
还是很有用的。我认为可以对插入前或者一插入就射精的患者
使用这种方式来治疗。在发现最有效的方式之前，选择性5—
羟色胺再摄取抑制剂（SSRIs）能延缓射精过程的这一事实可
以为不同类型不同剂量的药物研究提供一些经验。最常用的药
物就是安拿芬尼（Anafranil）、帕罗西汀（Paxil）、氟西汀
（Prozac）和左洛复（Zoloft）。这些药物可根据个体的需要
服用。

家庭作业

　　✎ 夫妻是否阅读了自助手册第六章的内容并回答了章节复
习题。

　　✎ 让每个人回忆他（或她）体验到最强烈的性高潮的时
间。患者需要将这次体验同他们经历的非常温和的性高潮的时
刻作比较，并完成自助手册第六章中的"影响性体验的因素"
工作表。

第七章
性交中的疼痛与不适
（对应自助手册的第七章）

提纲

- 回顾前一阶段布置的家庭作业
- 讨论性交中的疼痛与不适
- 布置家庭作业

综述

性交过程中不论什么时候都感到疼痛或不适就应该考虑医学原因了。如果事实是与一个性伴侣性交会如此，而与其他性伴侣则没有此问题的话，医学解释的可能性就很低了。同特定伴侣性交会疼痛的事实表明，这是特定伴侣的问题，而不是医学问题。

治疗的基本原理

交媾疼痛可定义为："性交过程中男性或女性生殖器的周期性的或持续的疼痛。"（DSM - IV - TR，p. 513）这种干扰会引起巨大的压力或人际关系困难。阴道痉挛就是以任何形式（如阴茎、手指、棉球）插入阴道都伴有无意的长期肌肉痉挛的女性所特有的症状。

在对交媾疼痛或阴道痉挛进行治疗时，必须帮助患者知道有这种感觉是很正常的，并且必须向患者保证，治疗不会违背个体的意愿强迫他（或她）进行性活动。治疗不会包括任何意外的事情，而且都会在患者的控制之中。治疗师必须向患者保证，治疗过程是没有压力的，而且治疗师是值得信任的。此外，还有一点必须明确，治疗目的是消除恐惧而不是刻意引起性唤起。

告诉患者的主要观念

告诉患者的主要观念就是，任何行为都可以分解为更小的、更有序的部分。患者习惯于将性交过程看作全或无。治疗师可以帮助患者将性交划分为一个渐进的过程。例如，性交开始于患者接触到女性的阴唇。性交认识的步骤可能包括使用一个手指短暂、部分地插入，然后是两个手指更长时间的插入。

性交中的疼痛与不适

男性和女性在性生活中尤其是插入时都有疼痛的体验，即使男性很少会在性交中体验到疼痛和不适。如果一个男性在性交中或结束后阴茎或睾丸都有持续的疼痛，他就应该去咨询医生，因为这往往可能是医学方面的问题。然而，女性在性交中的疼痛可能完全是由心理或医学问题引起的。

治疗师笔记

男性和女性的性交疼痛可由多种医学原因导致，如果有这种体验的话，就有必要咨询医生。

男性常见的医学原因

性交中的疼痛经历在男性身上相对少见。当男性在性交中体验到疼痛时，最常见的原因就是附睾炎［附睾的炎症（输精管）］、慢性前列腺炎（前列腺的炎症）或者精索静脉曲张（精索静脉的异常膨大）。泌尿科医师可以对这些疾病进行有效的治疗。

男性其他的医学原因

性交中体验到疼痛的原因除了上面提到的因素以外，还有一部分人是由于硬结症（Peyronie's disease）而会在性交或手淫时体验到疼痛。硬结症常在老年人群中发病，勃起时阴茎会严重弯曲。这种弯曲源于阴茎一侧急剧增长的斑块。这种情况的发生可能是由于阴茎外伤或无法确定的原因。男性在性交时还可能会由于称作前列腺炎的前列腺部位的炎症而体验到疼痛。男性在性交中体验疼痛的部位往往是阴茎或睾丸。

女性常见的医学原因

女性在性交中的疼痛可能源于阴道的开放。阴道开放的程度可能太小以至于不能舒服地插入。性交疼痛可由外阴的炎症（外阴炎）或者外阴与阴道的炎症（外阴阴道炎）引起。女性性交疼痛的最常见因素就是阴道萎缩。阴道萎缩大多发病于绝经的老年女性，而且通常伴随着阴道湿润程度的下降。除了阴道萎缩，女性还可能有子宫内膜异位。这是一种引起性交疼痛的疾病，它往往是由子宫内的组织向子宫外活动而引起的。这些情况可以得到妇产科医生的有效治疗。

女性常见的非医学原因

男性和女性在性交中或性交后的疼痛都有非医学原因，即使这种疼痛在女性身上更常见。这种情况的疼痛叫作交媾疼痛。性交中或性交后的疼痛有许多原因，包括对性的恐惧、性欲过低、缺乏性唤起和过去的性创伤。

一个将性与疼痛联系起来的人往往会逃避性生活，但这又会加重这一问题。夫妻往往会以"全或无"的方式来考虑性问题，每次都完全逃避性生活或每次都努力完成性交。解决这一问题的办法是在一段时间里以渐进的方式进行性活动。专业治疗性问题的专家在这个问题上也能提供很好的帮助。通过这种方式，随着时间的推移，插入会一步步增加。在第十章将有解决性交疼痛的更详细的应对方案。

治疗师笔记

需要记住的一点就是行为可以分解为很多简单的步骤。每次解决一小部分问题，问题就不会那么严重了。这种方式对解决与压力和焦虑相关的性问题很有帮助。

针对那些不能忍受插入的女性的有用知识

对某些女性来说，性交过程中的阴道插入是完全不可能的，原因是阴道肌肉完全紧缩。很多女性即使在与性完全无关的情境中也是如此。例如，当试图塞入棉球时也会这样。有些女性甚至不能消除阴道紧缩以便在阴道中插入她们的小手指。这种情况叫作阴道痉挛。有这种情况的女性对于任何形式的阴道插入都从来不能忍受。而对其他女性而言，这种情况仅仅在出现性交疼痛后才会发生。

阴道痉挛和交媾疼痛的心理作用

大多数男性和女性都对阴道痉挛和交媾疼痛了解不多。这种情况会使女性及其性伴侣感到挫败和尴尬。与之相伴随的指责和愤怒则会使问题变得更糟。女性及其性伴侣有时会认为，解决办法就是再努力尝试一下，然而，这并不正确。大多数女性非常希望能进行性生活，但她们的身体却不允许。阴道痉挛与交媾疼痛的心理原因可能相同，所以解决它们的办法也是相同的，这将在第十章评述。

案例

治疗师：你在性交时是否感到过疼痛，或者在过去的时间里，你的性生活一直都很舒服吗？

患　者：我在结婚前从没有过性生活，而且我的丈夫和我都同意结婚后再开始性生活。

治疗师：你结婚后的第一次性尝试感觉如何？

57

患　者：我们的蜜月糟透了，我感到我丈夫欺负我，而且我还哭了。我觉得如果他插入的话就会伤害我。我们尝试过不止一次，但从没成功过。他变得很生气，整个蜜月也泡汤了。最痛苦的事情就是，我们的蜜月结束后，大家都问我们过得如何，而且每个人都认为我们有高质量的性生活，所以对大家说谎也的确让我感到很受伤。

治疗师：你为什么会觉得性交就是伤害呢？

患　者：我不知道，我只记得听说过性交可以伤害人。我母亲从不和我谈论任何关于性的事情，但她却警告我千万不要怀孕。我知道如果我在结婚前怀孕的话，我的家人就会与我断绝关系。

治疗师：在你的阴道插入手指或棉球时，你感到过舒服吗？

患　者：哦，从没！我甚至不会低头去看那里。我知道有些女人会那么做，但如果我插入任何东西我都会觉得这会伤害我自己。我相信我同别的女人不一样，而且我认为插入某些东西就会伤到我。

治疗师：有医生给你体检过，并告诉你与别人不同吗？

患　者：没有。我已经好多年没看过医生了，而且上次我去看医生的时候，我还不让他检查我的下体。

治疗师：你现在去看医生的话会是什么感觉？

患　者：我会很紧张，但我知道应该有这个必要。

临床评估

给这样的一位女性患者进行一次全面的医学检查是很重要的。当今的医学检查可以再次让她确信，她的身体是正常的，或者还可以提供一些性交疼痛的身体原因的具体信息。在这个患者的案例中，她的疼痛也没有医学原因。在通常情况下，她对自己的身体感到很不适，并且在性交时也会感到不舒服。这时处理性交疼痛或者对疼痛预期的认知因素是非常重要的。处理好认知因素之后就有可能通过渐进地插入进行性生活的方式来获得更满意的性体验。

在许多情况下，性问题与特定的体型联系在一起。在这样的情况下，患者糟糕的体型就与来自她母亲的消极信息联系在一起了，而且还会与她青少年时的痤疮联系起来。青少年期的痤疮和体重问题可能导致一个人对自己外表的不自信。这种影响甚至可能扩大到成年期，而这时青少年期的痤疮早已不在，体重问题也已消失了。在这种情况下，治疗师就要帮助患者找出身体上的优点，并且质疑其关于体型的消极思想。通过坐在镜子面前看自己练习有可能帮助患者降低对自己糟糕体型的敏感性。

体型问题也可能是以身体形态障碍为表现形式的精神病理学的重要标志。在这些情况下，长期的心理治疗可能会给性问题的治疗带来一定的帮助。

经历过性交疼痛或不适的女性也可能不愿意看医生。她们对生殖器检查的恐惧可能大于对其疾病检查的恐惧。在这种情况下，找一个对这一问题敏感的医生或护士对其进行检查就很有用，而且使用渐进的、重复的方式进行医学检查的人也可以帮助患者减少恐惧感。

非典型的和有问题的反应

对多数性问题的治疗而言，一个乐于合作而且善解人意的性伴侣会起很大的帮助作用。在治疗阴道痉挛或者交媾疼痛时，性伴侣的支持和合作尤其重要。

在某些情况下，性伴侣也会妨碍治疗效果。我们遇到过这样一些案例，其中的男性相信只有性交才是唯一可接受的性活动。后果就是，他们不能接受没有性交的渐进式的性过程或者性交流。由于男性伴侣僵化的信念，女性也就会感到更大的压力，而且脱敏的情况也很难发生。对经历过阴道痉挛或交媾疼痛的女性而言，信任和控制感是很重要的。当男性的性信念取代了其女性伴侣的性愿望时，女性的控制感和信任感也就被破坏了，这会使治疗变得很困难。

如果夫妻间的信念有很大冲突，并且可能妨碍治疗的话，治疗师就应该探索一种方法让夫妻之间取得协调一致。信念的不同应该尽可能客观地表达出来，这样双方就不会有负疚感，或者也不会感到自己的信念有错误。以一种客观的方式公开地谈论这些事情，双方就都能看清楚他们所面对的问题。某些夫妻在他们的信念中会将这一改变作为"临时的"转变来解决这一问题。如果这种做法行不通的话，治疗师可以选择单独与女性伴侣一起面对，如果她能接受的话，就鼓励她练习自己插入。患者需要首先确立分级别的 15～20 个步骤，第一步应该很容易实现，例如触摸阴道外部几秒钟。最后一步应该是两根手指完全插入 2 分钟。从一步到另一步的进展应该根据患者的舒适水平来控制。当女性可以在 2 分钟的时间里很少有或没有疼痛地很舒服地完成这一步后，就可以进入下一步了。

家庭作业

    ✎ 夫妻是否已经阅读了自助手册第七章的内容并回答了章节复习题。

    ✎ 对那些在插入时体验到疼痛的女性，要求她们一天在最放松的时候抽出 15 分钟的时间来练习自己插入。许多女性发现在上床前最私密和最放松的时间里适合进行练习。指导女性患者一周拿出 5 天左右的时间来练习自我插入，以确保连续性并取得稳定的进步。

第八章
性伴侣的重要性

（对应自助手册的第八章）

所需材料

- 可能妨碍性关系的伴侣因素表格
- 积极交流技巧表格

提纲

- 回顾前一阶段布置的家庭作业
- 讨论性伴侣的重要性
- 布置家庭作业

综述

　　当夫妻双方互敬互爱，性伴侣双方互相吸引时，大多数的性问题都能得以解决。因为良好的性伴侣关系对成功的性治疗如此重要，所以治疗师在治疗性问题的时候必须关注性伴侣关系。即使是个体来接受治疗，治疗师也应该将精力集中在伴侣关系上，这样的话，个体就能在时机合适的时候选择一个适合他（或她）的伴侣了。

治疗的基本原理

夫妻治疗时的基本原理就是，夫妻非性问题的严重程度将会决定治疗最初的关注点。如果夫妻相互之间有积极态度，而且能有效地进行交流，性问题在治疗的时候就能迅速地得以解决。另一方面，如果夫妻间有愤怒的情绪或者双方不信任，或者交流有问题，这些非性问题就必须在性问题之前得以解决。在这些情况下，要向夫妻双方解释清楚，如果非性问题首先得以解决的话，那么在解决性问题的时候取得一定的成绩就肯定能有保证了，这一点是很重要的。在我们的治疗经验里，大多数夫妻会坚定地理解和支持这一观点，即便当他们认为性问题才应该是唯一的关注点时。

告诉患者的主要观念

告诉患者的主要观念就是，因为性问题而责备自己或性伴侣是徒劳的，而且往往还会妨碍治疗的进展。性问题只有在患者和他（或她）的性伴侣一起面对时才能最好地得以解决。

性伴侣的重要性

几乎所有性问题的治疗都必须始于处理良好的伴侣关系。夫妻如果要解决性问题的话，就必须分享彼此的看法并直面性问题。为了解决问题，他们必须将责备放在一边。作为伴侣共同处理性问题的方式非常重要，不管他们是否已结婚或者他们是同性恋夫妻还是异性恋夫妻。

第五和第六章指出了许多有助于或者妨碍解决夫妻性问题的重要因素。本章将会关注夫妻关系中令性生活满意的因素。的确有时候两个人彼此并不喜欢而且相处得不好，但在一起仍然有非常满意的性生活。而且的确也有夫妻彼此深爱着对方，相处得很好，但性生活却很糟糕的情况。理想的状态是，个体所爱的人就是其满意的性伴侣，但情况并不总是这样。

短期关系因素

相处时间短的夫妻可能会发现两个因素对性生活非常重要：性生活的机会和彼此拥有的身体吸引力（"化学效应"）。对一对新婚夫妻来说，新奇感会掩盖他们之间的基本差异。然而，即使是新的伴侣关系也可能会有性问题。双方可能从两性关系中感受到了很多压力。而且，一个新的性伴侣可能会让人回忆起某些消极的事情，例如他（或她）不喜欢的某个人。这些干扰性的想法很容易打消性欲并导致性问题。

此外，如果男性或女性在之前的关系中有过性问题经历，这一问题可能会在与新的性伴侣一起时再次出现。对性行为的不安和担忧可能会导致同一问题的延续。例如，有 ED 经历的人可能会担心在与新的性伴侣一起时发生同样的问题。如果这样的话，他就会关注他与新的性伴侣的性行为的结果，而不是享受性生活。结果 ED 也就更可能发生。类似的事情就是，一个没有性高潮的女性可能会过分担心自己是否能够达到性高潮。

长期关系因素

许多人际关系因素会影响关系长久的夫妻的性生活。这些因素包括：

- 一方想要主导，另一方保持沉默并反感。
- 双方都想主导。他们常常为小事冲突，而且很难协调并解决问题。
- 双方缺乏交流技巧并且相互猜疑。
- 双方由于没有共同的兴趣和价值观而逐渐疏远。
- 一方对过去事件、物质滥用或冲突耿耿于怀。

许多其他的人际关系因素也可能导致性问题；然而，这五个因素是最常见的。这些因素导致夫妻间的愤怒、缺乏尊重和距离感。当这些因素存在时，夫妻往往会逃避性生活，或很长时间没有性生活。

有些夫妻可能相处得很好，但仍然存在性问题。男性可能会有勃起问题，而女性会有性高潮问题。在这些类型的夫妻关系中，问题来源于个体的性态度或不安全感，而不是源于人际冲突。

对伴侣的感受

双方可能长期以来相互间就心生怨恨。他们可能也没有共同的兴趣和爱好。双方人生的长期目标也可能差异很大。他们可能不会相互交谈或者并不关心另一方的感受。但是，当问及是什么让他们维持关系时，他们会说"因为我爱他/她"。

在爱的宣言背后可能有许多含义。有些人仅仅指的是他们会容忍另一方，而且这是一种"熟悉的"夫妻关系。另一些人指的是，即使他们的关系中有很多不好的方面，他们对另一方仍有某些好的感觉。他们感受到了伴侣的性吸引力或者对伴侣心存愧疚。还有一些人指的是他们在一起是出于家庭或经济原因。他们将"义务"等同于爱。

治疗师笔记

患者在解释他们对另一方的感情时使用其他的情感而非"爱"会更有帮助。填写自助手册中的"可能影响性关系的与伴侣相关的因素"工作表会有助于这部分的练习。

双方重要的性行为和性态度

除了夫妻间的冲突和对另一方的消极感情，还有些特定的性行为方式和性态度会影响性生活。对性不感兴趣、过分重视性以及思维僵化的或刻板的性行为都会导致性问题，对那些关系长久的夫妻来说尤其如此。

性热情缺乏

夫妻中的一方对性没多大兴趣或缺乏热情，另一方可能就会说，"我的伴侣告诉我快点结束"，"我的伴侣仅仅躺在那里，几乎动也不动"。这都是常见的抱怨。一方缺乏热情肯定会影响到另一方的性行为，因为个体的性兴奋很大部分源于伴侣的兴奋。

我经常遇到一些患者说他们的性伴侣一开始的时候对性非常有热情，但一段时间后就缺乏热情了。有这种情况的原因就是当新鲜感褪去后，个体对性的更自然的或更原始的态度占据了上风。因此，通常对性缺乏兴趣的人可能在新关系开始阶段热情饱满，而后就会回到他们长期以来的低水平状态了。另一方面，对性一直很有兴趣的人会长期使用各种方式来保持性兴趣。

过分重视性

性是许多人生活的重要组成部分，但有些人过分重视性。他们将性问题看得非常严重，几乎与致命的疾病相提并论。对有些人来说，性问题意味着他们不再是男人或女人；还有一些人将性问题看作二者关系结束的信号。大多数时间里，这些看法往往伴随着抑郁或极度的紧张。有这些消极看法的人几乎从未以放松的心态享受过性。他们过分关注性行为而不会享受其中的乐趣、创造性以及满意的感觉。

过分关注性的人可能会缺乏安全感，并且将性等同于爱、自尊和人际吸引。在这样的情况下，个体可能会关注性生活的频率并一直进行性生活。通常情况下这种压力往往会起反作用。个体越迫使他（或她）的性伴侣进行性生活，其性伴侣就越可能远离性生活。记住一点，性只在没法预计和不能随时获得的时候才会充满兴趣。

僵化或刻板的性行为

没有创造性或不愿尝试新事物的夫妻可能会很快地失去性兴趣，甚至还会出现性问题。许多夫妻的性生活前戏很少或完全没有。他们完全将兴趣集中在性交上。有些夫妻从没有抚摸过彼此的生殖器。还有些夫妻从没有尝试过新的性交体位。这就限制了他们能从性生活中获得的快乐，同时还会有出现性问题和身体疏远的危险。另一方面，互相带来性愉悦的夫妻会更愿意面对性生活中的问题，如果他们真有这种问题的话。这些夫妻会以多种方式给予和获取快乐，他们相互间也会更加亲密。

对夫妻而言特别重要的一个态度就是"无论性生活中发生什么都没有关系"。这当然是建立在双方都同意进行没有强迫的性生活的背景下。夫妻间相互接受的态度会珍视他们与性伴侣的经历。当夫妻间没有责备或评价时，才更可能长期享受他们的性关系。另一方面，夫妻的性态度如果是"一旦你开始性生活就必须要结束它"或者"真正的性生活就是性交"的话，那么他们更可能会出现性问题和性功能障碍，而且性生活也会更少。

性观念不刻板和更开放的夫妻往往更会调情，更会开性的玩笑，表现出更多爱慕之情，触摸得更频繁，而且会以多种方式结束性体验。这种"结束"可能包括也可能不包括性高潮和性交。

坦率地交流性问题

对个体而言第一步也是最重要的一步就是与他（或她）的性伴侣讨论性问题。这对于由人际关系因素引发的性问题或者源于性态度和性行为的问题是非常有必要的。研究已经表明交谈的确很有帮助。通过交谈夫妻会消除紧张，甚至有时仅仅通过谈论性问题就能解决它。

然而，夫妻通常不会谈论性关系或者性生活中的问题。如果真的谈论，这种交谈往往会很尴尬而且很容易产生误会。缺乏交流技巧也会使关于性关系的谈论缺乏效率。如果夫妻间利用谈话来责备对方的话，这种交谈将会没有用——甚至更坏——伤害到双方的关系。

与伴侣更好地沟通

许多很难沟通的夫妻会在不适当的时间尝试交流（如一个人要去上班或者刚到家的时候）。一个好的交流机会可能会因为分心或者被打断而被破坏。相反，有良好沟通技巧的夫妻会为讨论抽出时间，确保没有任何打扰（如拔掉电话线、关掉电视以及确保孩子有自己的事做），以及足够的交流时间。自助手册中的"积极的沟通技巧"工作表（见自助手册第八章）中列出了其他作为一个好的发送者和接收者的交流技巧。

目前没有性伴侣的患者

许多没有固定的性伴侣、对性生活感到失败的单身患者也可能会前来治疗。他们可能不合群，因为他们不愿意让自己置于失败或尴尬的境地。大多数时候，这种逃避会让他们更恐惧。这种恐惧反过来又会进一步导致逃避。

对这一问题的治疗程序强烈建议单身患者出去参加社交活动，一步步地与人融洽相处。许多人可能需要大量的支持和鼓励才能重新交往。然而他们可能会因为错误的观念而依然不愿意参加社交活动。比如，有些男性认为，如果一位女士对做爱表现出性致，他们就必须进行性生活。因此，他们会认为，与其失败，还不如逃避。有些女性可能认为，所有男性仅仅是因为性才对她们感兴趣，这会让她们总是感受到性的压力。可以让这些患者告诉他们潜在的性伴侣自己还没有完全准备好。他们应该寻找那些吸引他们、有共同兴趣、有灵活的和可接受的性信念的人。

案例

治疗师： 自从我们上次见面后，事情进展得怎么样了？大约过了两周了吧。

患　者： 哦，我认为事情进展得不错。我说我们去看电影吧，刚开始她同意了，但后来却生气了，我们吵了一架，最后也没有去，我到现在仍然不知道吵了些什么。

性伴侣： 我同意去看电影，是因为这似乎是个好主意。但我却越想越生气，因为这么多年来我一直要求去而你却从不想去（语气上很生气了）。现在，我们正在接受治疗，对你而言这突然间是一个好建议了。你总是忽略我的要求和感受，而且你仅仅做你想做的，你从不为我做任何事情。

治疗师：（对患者）你是否问过你妻子她改变想法和生气的原因呢？

患　者： 问过。我说，"你为什么改变主意了呢？"她说我应该知道。我不敢问她太多，因为她开始又哭又闹。我觉得没办法了，就放弃了。

治疗师： 那么你用什么对策来解决你们的问题了吗？

患　者： 基本上，我只是尽可能地避免冲突。我发现如果我什么也不说的话，也就没什么问题了。

治疗师：（对患者的伴侣）当你的丈夫选择沉默而且不回应你的时候，你是怎么想的呢？

性伴侣：我认为他一点也不关心我，他就是忽略我的存在，而且也不关心所发生的事情。

临床评估

这一简短的交流说明，这对夫妻彼此间有比较深的消极情感，而且缺乏交流技巧。这对夫妻不去解决问题，而造成的后果就是过去的问题和消极的情感堆积起来。像"总是"和"从不"之类的词张口就来，也破坏了在治疗中所作的积极努力。而且，夫妻间的相互猜疑是由于沉默和含糊的回应太司空见惯了。这就会引起误解和愤怒了。

试图在解决夫妻错误的交流和缺乏解决问题技巧之前直接治疗性问题会很困难，而且还可能浪费治疗时间。对这对夫妻进行治疗的最好途径就是先解决一般的交流和关系问题，然后再解决性问题（见图2.1的途径模型）。即使这对夫妻一开始是由于缺乏性欲望来接受治疗的，但初步的评估和治疗计划也应该将鉴定夫妻关系作为治疗的第一关注点。

然而，还应该注意的是，有些夫妻并不承认或接受他们的夫妻关系存在问题，而且还可能通过宣称他们休戚与共来说服治疗师。在这种情况下很常见的一点就是治疗结束后才会看到效果，而且夫妻双方在开始处理具体问题的时候，那些埋藏很深的问题才会显露出来。

非典型的和有问题的反应

许多治疗师可能会遇到的一个有问题的反应就是，夫妻中的一方会披露他（或她）秘密的婚外情。在这种情况下，治疗师必须要小心，不要施加自己的道德标准。治疗时对事情的评价和在治疗时对夫妻的影响（如果可能的话）必须尽可能地做到客观。有婚外情的一方是否表达出来或者公布婚外情，应该严格地从夫妻的角度来作出这一决定。

揭露婚外情可能很有破坏性也可能很有建设性，这取决于夫妻各方的强弱。在大多数情况下，将婚外情带入会严重妨碍治疗。治疗师如果认为这件事会妨碍治疗或者起反作用的话，就必须建议有婚外情的一方了解这一点。然后治疗师应帮助患者妥善使用他或她的优先权，在有些情况下，还要帮助患者结束婚外情。如果个体选择继续隐瞒婚外情的话，治疗师就会陷入性治疗无法进行下去的艰难处境。每个治疗师可能都有处理这一困境的独特方式，但重要的一点就是不要丧失信心。如果治疗不能进行下去的话，不要让夫妻中信任的一方感到他（或她）对治疗的暂时不畅负有责任。在这类问题上，如果可能的话，治疗师应对夫妻一方或双方推荐一种替代的个体治疗。

家庭作业

✐ 患者是否已经阅读了自助手册第八章的内容并回答了章节复习题。

✐ 让每个人完成自助手册第八章中的"可能影响性关系的与伴侣相关的因素"工作表。

✐ 让每个人完成自助手册第八章中的"积极的沟通技巧"工作表。

✐ 让夫妻抽出具体时间来讨论他们的回答。

第九章

与性伴侣一起解决性问题

（对应自助手册的第九章）

提纲

- ■ 回顾前一阶段布置的家庭作业
- ■ 与性伴侣一起讨论解决性问题
- ■ 布置家庭作业

综述

自助手册的第八章强调了治疗性问题时性伴侣的重要性。性伴侣可能起帮助作用也可能起阻碍作用，这取决于他们的态度和技巧。与个体在一起的时候，要告诉患者"合适的"性伴侣的选择是很重要的。本章强调了患者与一个能起帮助作用的性伴侣一起面对性问题时要注意的几个关键因素。

治疗的基本原理

本章的治疗原理只有一个：即使夫妻交流很好，而且彼此间有积极情感，但也只有当夫妻确立好共同的性治疗目标，而且明白实现这些目标的责任时，性功能才能得以改善。

告诉患者的主要观念

告诉患者的主要观念是，当存在令双方都满意的条件时，性就是无价之宝。一方比另一方有更强烈的性欲是很正常的。当夫妻间性的欲望存在差别时，就需要决定对双方而言什么才是最舒服的。例如，一方可能会事先告诉他（或她）的性伴侣其性要求，"我不想进行性生活，我们就靠在一起吧。"这样的说明易于双方在不被拒绝的情况下让二者的关系达到一种令人满意的亲密水平。

与性伴侣合作

到现在为止，夫妻应该已经了解了他们性问题的本质和原因。本章将会探讨当患者与其性伴侣合作解决性问题时所需了解的关键因素。

抽出优质的时间

双方必须首先抽出时间来确定目标和实现目标的方式。一旦夫妻完成了这点，也就完成了让自己的性生活更好的最重要的一步。

抽出宝贵的时间并不意味着仅仅为性生活抽出时间，而是意味着双方可以优先"联系"的时间。这种联系可能包括性，或者仅仅涉及谈论或表达爱慕之情。记住，当夫妻遇到性问题的时候，常常会出现逃避性生活的情况，而且往往性生活的机会也会被其他活动或责任占据。开始的时候，可以抽出一个小时或者一周的时间来讨论自助手册中提到的问题以增加双方的亲密感和联系。

有些夫妻在抽出结构化的时间培养亲密感方面做得很好，他们找出非常具体的时间约会来培养亲密感。例如，"我们会抽出每周五晚8点到9点的时间。"另一些夫妻抽出非结构化的时间来交流，得到的效果也非常好，他们同意每周都一起培养亲密感，但却没有规定具体的日期和时间。非结构化的时间可能看起来更自然些，但也更可能有逃避的危险，尤其是如果夫妻间有交流困难的话。夫妻需要判断哪种方案更适合自己。

确定让性生活更满意的环境

男性和女性往往容易忽略这样一个事实：仅仅是期望并不能确保性生活就会发生或者就会令人很享受；它还需要一个特定的环境。但这并不意味着夫妻必须要做出复杂的计划，而需要他们意识到什么对双方才是最好的。这种意识会帮助夫妻避免消极环境并利用有利因素。需要的因素有：睡眠模式；工作和家庭的责任；私密性；放松的时间。

持有正确的性态度

对夫妻而言，解决性问题的最重要的因素就是将它当作共同的问题。这要求双方为了共同目标一起努力并且在原因和解决办法上达成共识。指责没有用，而且往往是由误解导致的。很明显，当指责长期存在时，夫妻很难坦诚相待。为了不再指责，双方需要开诚布公地以一种新的方式来看待他们的性问题。不管性问题是如何产生的，夫妻必须以开放的心态和合作的态度来努力解决它。

单身患者可能会由于他们的性问题而逃避伴侣关系。他们必须找到能够帮助他们恢复健康的性功能的伴侣。他们必须找到对他们的问题很敏感且拥有开放的性态度的人。患者的潜在性伴侣如果对他们有压力、对性很刻板或者很愤怒的话，就应该寻找其他人了。

逐步解决性问题

可以通过下面的步骤来指导患者进行这一程序：

1. 首先大体了解性问题，然后开始评估你们的性问题（自助手册第一至四章）。

2. 了解关于你们的性问题的重要因素（自助手册第五至八章）。

3. 与你的性伴侣一起努力解决性问题。然后形成防止复发的计划以回到正常轨道上来（自助手册第九至十二章）。

对夫妻而言很重要的一点就是，在进入到下一步前务必完成当前每一步的内容。而且要想解决性问题并防止问题的反复和新问题的出现，就必须通过所有的这些步骤。

案例

治疗师：离我们上次见面大约已经两周了吧，我想看看你做得怎么样了。我们关注两方面，一方面是你一般的压力水平，另一方面是进行性生活时将精力集中在快感上的能力。过去的两周你的经历如何？

患　者：我感到更轻松了，而且现在似乎所有的事情都很好了。我想我已经在很大程度上改变了我的态度。我现在什么都不担心了，而且我知道有很多事情是我所不能控制的。

治疗师：（对其性伴侣）你认为进展得怎样呢？

性伴侣：他看起来的确更轻松了。他讲不清压力是什么时候消失的，但我能。我看他就像读一本书一样，而且也能说出他什么时候会紧张。他在表达情绪时会有些困难，而且当他紧张的时候，我也会紧张。

患　者：哈，她比我自己要更了解我。

治疗师：你们过去两周的性生活怎么样？

患　者：一切都很好。我真的插入了，而且以性交结束，即使我们没有计划这么做。而且，我的妻子也很配合。她说有没有性交没关系，并且她的确让我感觉更好了。

性伴侣：他给了自己太多的压力，我一直告诉他不要想得这么难。治疗时的交谈起了很大的作用。

治疗师：当你们认为是在享受性爱，而不是表演的时候，性问题就能最好地得以解决。在进行性生活的时候你们会什么都不想，而仅仅享受其中吗？

患　者：因为我甚至不会有计划地进行性生活，所以我不会担心，每件事情都很自然。

治疗师：你真的能插入和抽送吗？

患　者：是的。

治疗师：我想这一经历证明了你的心理态度是多么重要。

性就像睡觉，它不是一件可以强迫的事情，但你必须创造合适的条件。当你有睡意，而且对睡觉没什么担心的时候，你才能睡得最好。如果你没有睡意还要强迫自己睡觉，或者你在睡觉的时候给自己很大的压力，就会起很大的阻碍作用了，性也是一样。当你想要进行性生活的时候（你已经性唤起时），你做就行，而不要试图强迫什么。

患　者：这真的很有意义，我知道我一直太刻意了。

治疗师：（对其性伴侣）因为你能说出你丈夫什么时候有压力，你就可以帮助他，并让他知道，在这种时候靠在一起会更好一些。

性伴侣：我能做到，我想现在他会听我的了。

临床评估

这一案例是比较典型的，它说明了这是一对交流很好，而且一起面对问题的夫妻。我们发现睡觉的类比会帮助患者理解性爱中焦虑的消极影响和努力尝试的痛苦。

非典型的和有问题的反应

性问题治疗中经常出现的一个共同问题就是进行性生活的时间有限，这种情况发生在那些都从事忙碌的工作或者在不同的时间上班的已婚夫妻。而且，这种情况也会发生在那些没有稳定的性伴侣、性生活的机会比较随意和没有预期的个体身上。所以，当出现有限的性生活机会时，即使其性伴侣并不想，个体往往也会充分利用这个机会进行性生活。

在这些情况下，治疗师必须与个人或夫妻进行全面的讨论以减少消极的性体验。患者在这些情况下的普遍说法是，"我知道如果我这周没有性生活的话，那我就还需要三周才有另外的机会。我尽力进行性生活，即使并非真的想要。"

有这样的时间限制的夫妻必须知道，快乐亲密但时间有限的性体验要比徒劳但时间更长的性体验（通常指有高潮的性生活）好得多。对治疗师而言，比较重要的事情就是帮助夫妻双

方交流他们性生活的情感，而且帮助他们积极地接受时间更短
但却令双方愉悦和赞同的性体验。因此，夫妻可能会为了拥抱、
接吻和爱抚而放弃性交的尝试。绝对美妙的性爱可能只会发生
在夫妻一起外出度假时。

家庭作业

    ✐ 夫妻是否已经阅读了自助手册第九章的内容并回答了章
节复习题。

    ✐ 让夫妻互相评论他们已经实现的性问题的治疗目标，并
讨论关于未完成的目标的计划。

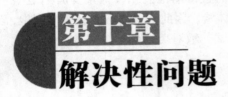

第十章
解决性问题

（对应自助手册的第十章）

所需材料

■ "性问题的常见原因或来源"工作表

提纲

■ 回顾前一阶段布置的家庭作业
■ 明确导致性问题的原因
■ 讨论个人问题的解决方案
■ 讨论人际关系问题的解决方案
■ 讨论医学问题的解决方案
■ 治疗具体的性问题
■ 布置家庭作业

综述

　　自助手册的第十章将患者所学的所有知识都汇总起来以便有效地解决他们的性问题。治疗程序进行到这一步时，患者应该已经有了足够的性知识基础，而且也已经为他们的性伴侣关系确立了满意的条件。

　　患者也应该已经了解了影响他们性问题的因素。本章将会帮助患者进一步地指出他们问题的原因，并找到解决性问题的可能方案。

治疗的基本原理

治疗的基本原理就是即使有相似的症状和同样的问题，每个案例都是独一无二的，而且治疗策略也会因人而异。自助手册第十章"性问题的常见原因或来源"工作表可以帮助治疗师让患者说出导致他（或她）的性问题的独特因素。治疗师应避免仅仅根据症状同之前的症状相似而草率地下结论。

告诉患者的主要观念

告诉患者的主要观念是，性问题治疗的每个阶段都会有一定的进展，而且每个阶段的进展可能毫无规律。夫妻可能会在某些问题上进展得很快，而在另一些问题上进展得很慢。全面的治疗要耗费不少时间，很少能一帆风顺，通常要经过不断地复习和练习才能实现最后的目标。治疗师需要帮助患者归纳目前已取得的成绩以及下一步的目标。

明确性问题的原因

夫妻或个人在开始自助手册第十章的内容前需要先完成"性问题的常见原因或来源"工作表。工作表有助于治疗师查明导致个体性问题的各种可能因素：个人的、人际关系的和医学的。工作表中的每一个项目都与本章提到的"因素"相关联，患者可能会找到同他们选择"是"的每个项目有关联的一般知识，以及一个建议性的解决策略。每个项目的一般知识和具体建议都有助于患者理解这些因素是如何影响了他们的性问题，以及应该如何来解决性问题。治疗师通过指出所有选"是"的项目，就可以使用全面的治疗程序来指导患者。

除了指出性问题的个体因素，还有必要说明性问题的本质。例如，一位女性可能曾抱怨低性唤起的问题。当她回顾工作表时，她可能会划去个体因素的项目 1 和 4、人际关系因素的项目 3 以及医学因素的项目 2。工作手册说明了所有这些项目的一般知识和具体建议。她理解了每个项目之后，就应该参照自助手册第十章中治疗低性唤起的指导方针了。在这一阶段，她就该通过感觉关注来引导自己。将所有选"是"的项目作为性问题的因素，并根据治疗建议来完成整个治疗程序。

性问题的常见原因或来源

个体来源：

1. 在童年或青少年期，你是否接受过性或是你的身体会让你很心烦或不安的信息？ □是 □否

2. 你在童年或青少年期是否接受过正确的性信息？ □是 □否

3. 在童年或青少年期，你、你的朋友或你的家人是否是性虐待的受害者？ □是 □否

4. 成年后你是否有过让你很烦或者害羞的性经历？ □是 □否

5. 你对异性是否有愤怒或恐惧的情感？ □是 □否

6. 现在你有没有与性无关的个人问题，比如说低自尊、担忧、抑郁、外伤或恐惧？ □是 □否

7. 当你有机会进行性生活的时候，环境是否私密、舒适？ □是 □否

8. 你是否对你的性取向感到困惑？ □是 □否

人际关系来源：

1. 你的性伴侣是否对性紧张或不安，或者看起来他（或她）对性没有兴趣？ □是 □否

2. 你的性伴侣有他（或她）自己的性问题吗？ □是 □否

3. 你跟你的性伴侣交流起来困难吗？ □是 □否

4. 你对你的性伴侣感到过紧张或愤怒吗？ □是 □否

5. 你对你的性伴侣缺乏身体上的吸引吗？ □是 □否

6. 你是否被除了你的性伴侣之外的人在身体上所强烈地吸

引？ □是　□否

医学来源：

1. 你现在喝酒或者滥用其他药物吗？ □是　□否
2. 你正在服药治疗心理问题、高血压、溃疡或突发病吗？
□是　□否
3. 你患有糖尿病、心脏病、神经病或脊髓损伤吗？
□是　□否
4. 你有导致自己感到疼痛、疲劳、恶心或害羞、尴尬的健康问题吗？ □是　□否
5. 如果你是男性，你任何时候都不能勃起吗？也就是说，当你与你的性伴侣待在一起、手淫或者夜里醒来时都不能勃起吗？ □是　□否

下面为治疗师列出了具体问题的治疗指导方针，而且不管你的患者是否在使用自助手册，全面的治疗还是要依赖于你的评估。治疗师应该鉴别出影响其患者性功能的所有相关因素，每类问题的最普遍的治疗手段将在下面列出。在任何类别的问题解决方案中都可能还有其他更合适的治疗策略，而这取决于患者问题的细微差别。

个体来源的解决办法

消极或错误的性信息

大多数个体出现性问题的原因在于个体成长的家庭环境。父母可能通过自己的行为向他们传达了关于性的积极或消极信息。父母如果经常争吵，很少拥抱或接吻，或者表现不亲密，就可能向孩子传达了关于性亲密的消极信息。个体在这种家庭环境里，就会在表达爱意和亲近时感到不安。

有的父母仅仅对性表示了明确的警告，在孩子的心中播下了消极的性态度的种子。如果没有关于性的积极陈述来平衡关

于性的必要警告，孩子可能就只有关于性的消极观念。那些有关未婚怀孕的警告和惩罚的威胁，认为性是下流的、罪恶的说法，以及与性相关的疼痛或创伤的诉述都会让人形成对性的消极看法。

性虐待是性问题的另一成因。不管是直接的还是间接的性虐待都会使人形成错误的性观念。如果个体没能与一个关怀他（或她）的成年人谈论其性创伤，这种影响就是非常肯定的了。因为这样的讨论可以将其经历放在治愈的聚光灯下。

此外，还有许多人伴随着错误的性信息和性观念长大，而这些都可能导致性问题。例如，一个人可能会认为性永远都应该是令人兴奋的和惊奇的，当现实不是这样的时候，个体可能就会认为自己出了问题。认为自己有过错的个体可能会对下一次性生活充满焦虑。而这样做只会导致问题的产生，因为他（或她）关注的只是性行为而非性愉悦。

具体建议

解决个人性问题的一个办法就是在一开始就以正确的性信息作为坚实的基础。自助手册前四章和其结束部分的常见的性信念资料提供了这一基础。

童年或青少年期的消极性经验

在消极的性环境中长大的个体往往对他（或她）的身体和性感到不安或焦虑。最好要解决如恐惧之类的情感。面对恐惧的最好办法就是将其分解为小的、易控制的步骤，然后每次解决一小步。逃避恐惧的时间越长，克服它的难度就越大。

单身者甚至可能会通过不约会来逃避性生活。已婚的人可能通过多种不同的方式来回避性生活，例如睡得比配偶晚、长时间工作或者在错误的时间开始争吵。当电视上出现关于性的信息时，个体可能会关掉电视或者更换频道。不管个体使用什么样的方式来逃避性，都不能解决性问题，从长期来看，这往往是有破坏性的。令这一问题更严重的是，双方有时难以沟通，使得夫妻关系变得非常紧张和不幸福。

具体建议

患者必须认识到他们的逃避并慢慢开始接近性。如果患者已婚或有固定的性伴侣，他（或她）必须坦诚相待。患者要想创造一步步接近性亲密感的环境，就必须同意以下几条内容：

- 定期进行性练习和保持亲密。这种练习至少每周两次，每次大约两小时。大多数时候，练习得越频繁，你成功得越快。
- 为练习留出时间和空间，以便营造一种很私密、没有压力或干扰的环境。拔掉电话线，确保不会被其他任何东西打断。
- 与你的性伴侣就性目标达成一致意见，目标应是舒适的而非狂野的性生活，而不是性高潮、勃起或性交。
- 以感觉舒服的行为开始，比如拥抱或从背后搂住，每次练习时可以尝试更多的亲密行为。
- 可以尝试你和你的性伴侣都同意的任何行为，同时就出现导致"太多焦虑"的任何事情时停止性行为达成一致。你自己来判断什么是"太多焦虑"，但是每次都要努力尝试，不要过早放弃。

如果双方都同意这五条，他们就该注意几周内出现的变化。他们应该一直保持练习，直到双方都对他们想要的所有性行为感到放松为止。

如果患者是单身人士而且有性恐惧的话，对他们而言很重要的一点就是找到能够遇到潜在性伴侣的情境。他们应该和那些让他们很自在而且对性活动很放松的人约会。

如果患者注视或触摸自己的身体时感到不自在，他们应努力减少自己的恐惧。而后，患者应将恐惧分解为小的、易控制的步骤，然后练习、练习、再练习。例如，他们要逐渐增加观察自己身体的时间。或者每次增加一点点裸露或者触摸最困扰他们的身体部位的时间。他们应确保练习次数和私密性。有人已经发现，观看色情图片或电影可以帮助个体减少恐惧。然而，患者需要确保选择那些不会令自己反感、能够接受而且又不会令人感到不安的材料。

抑郁、焦虑和其他的心理健康问题

如果性问题源于其他的个人问题，首先必须处理这些问题。患者必须回顾自己的过去，并且询问当他们没感到抑郁、不安或焦虑的时候是否有性问题。如果他们在过去的美好时光里没有过性问题，那么问题就可能不是性方面的了。

具体建议

患者需要找到影响他（或她）性问题的个人原因。你可能必须再次关注患者的治疗或者让患者寻求其他帮助。个体如果有其他的个人问题的话，要想解决性问题似乎很难。

没有足够的时间或者从没有在合适的时间进行性活动

有些人认为他们有性问题，而事实上他们没有。他们的问题可能是没有合适的时间，或者是在不适当的时间尝试做爱。不适当的时间是两方面的综合，一是妨碍性生活的环境，二是不适合性生活的环境。夫妻可能忙于各自的工作，并且工作时间冲突，他们也可能忙着照顾孩子或父母。这样的夫妻经常试图在不适当的时间而不是有欲望的时候过性生活。而在大多数时候，结果往往不能令人满意。

具体建议

患者需要问自己，"我优先考虑的是什么？"患者可能有责任工作、照顾孩子或父母，但他们对双方的关系也有责任。夫妻通常会将其他事情放在第一位，而不为彼此留出时间。因此，性生活发生在"能做就做"的时候，而不是共度亲密时刻的自然结果。

夫妻应该坐下来一起制订计划。计划可能仅仅是简单地谈论、散步或者一起安静地交流。他们应该制订计划，规定每周一起的一小段时间，以及整天、整周或整个假期都在一起的长期时间。当夫妻制订计划的时候，在一起的时间就成为优先考虑的事情，而且其他所有的事情都变得不那么重要了，除非是突发性事件。

对双方而言，这一解决方案的第二部分就是达成共识，性意味着行为的全程，它并不总是意味着性交或者达到性高潮。如果其中一方没有性欲的话，他（或她）应提出不会导致对方的恐惧和愤怒的，关于替代性交的性活动的建议。

同性吸引

同时被两种性别的人所吸引的个体往往会感到很困惑。如果患者要知道他（或她）的性取向，就必须知道他（或她）的吸引力有多强。个体与某人不是出于吸引而是为了迎合而进行性活动往往会导致性问题。这种问题在那些关系长久的夫妻身上特别常见。

具体建议

性取向（也叫性倾向）不会改变。患者必须接受他们的性取向和寻求满足他们最强性欲的伴侣。

在一方被同性吸引的异性夫妻关系类型中，如果这一方对异性伴侣也有性欲的话，就并不总是出现性问题。这也适用于一方对异性有性欲的同性夫妻。任何一种类型的伴侣关系中，问题都是相同的——忠诚和信任。夫妻必须讨论问题，了解每一方是多么容易受伤，并且确保互相忠诚。通常这样的谈话会消除能导致愤怒和逃避的误解。

人际关系来源的解决办法

一方将性问题带入夫妻关系中

人们往往会由于性问题而责备自己，即使性问题是另一方带入的。在长期的伴侣关系中，要找出问题的最初原因有时相当困难。如果个体能回忆起其他让他（或她）很享受的、没有压力的关系的话，那也许就是他（或她）的性伴侣将性问题带入他们的关系中来的。如果个体与他（或她）的性伴侣相处得很好，那么性问题很可能就是其性伴侣的问题。

具体建议

如果是一方带来的问题，很关键的一点就是要将问题看作共同的问题。指责一方只会让问题更糟糕。

患者应该与他（或她）的性伴侣讨论这一事实，并确保对其性伴侣的爱和吸引力。如果交谈很顺利的话，夫妻应该能就一起解决问题达成一致。患者应鼓励他（或她）的性伴侣找到他（或她）的问题的原因，然后再遵循这一治疗程序。患者应支持和帮助他（或她）的性伴侣一起完成所有必要的步骤，以便于双方都受益。

交流问题

当性伴侣沟通不畅时，性问题往往就会出现。这是因为一方或双方会变得很愤怒或不明白发生了什么。不交流还会使问题持续下去，特别是当问题是由其他事情引起的时候，因为夫妻可能会逃避寻找解决问题的方法。谈论性问题是困难的，即使是对沟通良好的夫妻来说。这是大多数试图解决性问题的夫妻所面对的一个普遍问题。

具体建议

如果夫妻间有交流问题，他们应该回顾自助手册第八章关于交流的部分。他们需要非常注意他们提问和回答问题的技巧。

夫妻应共同约定有规律的时间来练习交流。双方应确保不会被打扰（如电话或孩子）。每周有计划地进行两到三次会谈会增加改善交流技巧的机会。每次会谈的时间都应在半小时到一小时甚至更久。第一次会谈的时候，夫妻应该讨论双方需要培养的提问和回答技巧。每个人都应该指出他（或她）需要改善的技巧；双方不应互相评判另一方的沟通问题。

下一步就是谈论感情和性亲密感。一条好的原则是让另一方了解他（或她）喜欢做什么。夫妻应该讨论在其关系中想要的情感和性行为类型。

患者应该记住没有什么正确或错误的性行为，只有喜欢或者不喜欢的。一方可能不喜欢特定的性行为或性生活的方式。另一方却可能很热衷于此。作为一个好的爱人并不意味着要了解一些让性生活更完美的秘密，而是该密切关注另一方的语言和行为，这样才会知道他（或她）真正喜欢和不喜欢的事情。

对性伴侣的愤怒

与性伴侣相关的愤怒和紧张肯定会影响性亲密的程度。对大多数人来说，如果他们对其性伴侣感到愤怒的话，似乎不大可能会喜欢与其进行性生活。重要的一点是个体的愤怒是否太强烈或者持续时间太长以至于他（或她）不能将其搁置一边。一些参与治疗的夫妻因愤怒太强烈，其治疗几乎不太可能取得进展。

具体建议

治疗的第一步就是要让患者问问自己，他（或她）是否能够将愤怒和紧张的情感放置一边来努力增加亲密感。患者要么克服自己的感受要么结束他们之间的关系。如果他们相信他们的愤怒或紧张能够消除，那么就能进入第二步了。

第二步是要通过谈话和努力与对方达成一致的想法来消除愤怒。大多数夫妻会发现有两点要素可以帮助他们解决这一问题：遵循自助手册第八章中的交流步骤和关注愤怒的原因。一旦愤怒消除了，夫妻就可以进一步解决引起他们性问题的其他原因了。

对性伴侣缺乏吸引力

这一问题发生在个体的性伴侣不能让其性唤起的时候。这种情况让人很沮丧，甚至还会发生在个体对其性伴侣有积极情感且在他（或她）身上看到很多好的方面的时候。对有些夫妻而言，情况似乎总是这样。例如，可能其性伴侣让他（或她）想到一个人，即他（或她）的母亲，但他（或她）却不能将其联系到性上。对其他的夫妻来说，这种情况源于长期的夫妻关系。个体可能会有性欲，但恰恰不会对其性伴侣有性唤起。事实上，另一方可能相当具有吸引力。另一方面，另一方也可能由于体重的增加或者随年龄增长而出现的其他变化而变得越来越缺乏吸引力。

具体建议

可能一方会让另一方想起某个人（如一个亲戚），他（或她）不能将其联系到性上。也许一方会看到另一方如此善良或出色以至于很难将其与性相联系。

要解决这一问题，夫妻需要在设置更有情调的、更浪漫的环境上花费时间。去宾馆或者时不时地度过一个浪漫周末会有帮助。夫妻可以尝试每周抽出一定的时间来约会。还可以由一方选择一次约会的形式，而下一次由另一方选择。

另一种可能的问题解决方式就是使用情色材料，例如电影或服装。夫妻必须小心谨慎地做这些，以确保这些情色材料不会侵犯另一方。穿性感的衣服或以情色的、浪漫的方式行事可能会帮助双方以一种新的眼光来看对方，但这只有在双方都同意尝试且没有人会感到不安或反感的情况下才能起作用。改变的尝试需要多次重复，不要仅仅一次就放弃。

长期伴侣关系的性欲可能会以各种各样的方式消失。

有求必应，从不说不： 对做爱有求必应会让双方的性欲消失。对性不总是有兴趣是非常正常和自然的。总是想要进行性生活的人实际进行性生活的时间可能要少于理想状态。而且，与这样一个性伴侣一起会带走性的神秘感、新奇感和刺激感。而这些对于保持性欲是非常重要的。实际上，有求必应的人相当于是在说，"你的表现或性技巧没关系，我怎么都能做。"

不在意自己的外表： 如果个体不努力让自己保持吸引力的话，他（或她）相当于是在说，"我不用再为这种关系努力了，你反正总会在那里。"另一方面，努力让自己保持吸引力的人等于是在说，"我想展示给你我最好的一面，因为你的地位很特别。"

太亲密和太熟悉： 有些夫妻会自豪地说他们会一起做所有事情。他们几乎没有不分享的兴趣、活动或朋友。表面上听起来这种关系很好，但长久来看并非如此。最好的长期关系应当有分享的兴趣、活动和朋友，也有某些不分享的兴趣、活动和朋友。事实上，那些不能分享的事情会增进他们的关系并防止他们太过熟悉。过于熟悉会带走性欲，例如，在另一方面前裸体走来走去和洗澡时不关门。双方在夫妻关系中保持神秘感会增加和保持性欲。

被性伴侣之外的其他人吸引

被其他人的身体吸引是正常的，是生命中自然的事情。在夫妻关系中出现另一人就终止关系是非常不现实的想法。被性伴侣之外的其他人的身体吸引并不会必然引发问题。只有在个体因为这种吸引分心或者他（或她）在这件事上采取行动的时候才会引发问题。被性伴侣外的其他人吸引本身不会妨碍夫妻关系。但是，当个体已经怀疑他们的夫妻关系的时候，问题就会出现了。

具体建议

如果个体没有在吸引问题上采取行动，但发现很难对他（或她）的性伴侣保持信心的话，他（或她）就该寻求帮助了。与治疗师或一个朋友分享秘密可以帮助个体将吸引力的问题看得更清楚些。个体必须了解他（或她）"对其他人的吸引"是否是自身或性伴侣不幸福的信号。

当个体在吸引问题上还没有采取行动的时候，要解决这一问题还是非常容易的。一旦个体开始采取行动了，他（或她）就有很多危险了。这些危险包括疾病、怀孕、关系破裂和对爱人的伤害。

医学来源的解决办法

酒精或药物滥用

过量使用酒精或其他药物对男女两性都会产生消极的影响。当个体很陶醉或者"很在状态"时，酒精或其他药物会影响进行性生活的能力。在有些案例中，即使个体停止饮酒或服药后，这种损害仍然存在。只要个体仍然滥用酒精或其他药物，性问题的治疗就不会起作用。

具体建议

如果患者不确定酒精或其他药物是否正在影响其性生活的话，他（或她）可以停止饮酒或者服用其他药物一个月，观察这对性生活的影响如何，这样就可以测试出这一问题了。患者不应仅仅通过一次记录就推断其性生活是成功的还是失败的，而是应该综合考察他（或她）一个月的整体情况。如果一个月的情况还看不清楚的话，那么在不饮酒或不服用其他药物的情况下进行性生活两个或三个月。如果患者不能停止滥用物质至少一个月，那么他（或她）很可能就有问题了。

服用处方药

如果个体认为他（或她）的性问题是在服用某种药物后出现的，那么就很有必要同医生进行交流。患者在没有事先向医生咨询的情况下不应该擅自更换或停用处方药。在大多数情况下，医生可以更换药物而不致影响患者的健康。

具体建议

患者与医生可以就更换或停用药物达成一致。如果这样，个体应该询问医生原药物的药性会在他（或她）的身体里持续多长时间，以及新药多久才会产生作用。个体不应该在之前服用的药物从体内消除前就期待有任何变化。在药物产生作用后，并且个体已经在至少一个月的时间里进行了数次性生活时，才应该得出结论。

如果个体仍然有性问题的话，药物可能就不是原因了。这时，患者就应该再次与医生进行交流，或可以推断出性问题是源自其他原因。

慢性疾病

不能进行性生活还可能会有许多医学原因，例如脊髓损伤。如果是这样，那么就可以确定是医学原因引起了问题。由患有某种慢性病引起的不能进行性生活的情况是慢慢显现的。这些情况包括心血管病，例如中风、心脏病发作、代谢综合征（Es-posito & Giugliano, 2005）以及糖尿病，还包括影响神经系统的疾病，如多发性硬化症。男性可能会注意到勃起不够坚挺或高潮不够强烈。女性可能注意到阴道湿润程度下降和性高潮次数的减少。

具体建议

如果个体患有慢性病，那么就很可能会影响到他（或她）的性生活。然而，在大多数情况下，医学和心理援助可以帮助患者获得令其享受的性生活（Alterowitz & Alterowitz, 2004；

Wincze & Carey，2001）。在许多情况下，只要能将疾病控制住就能让患者进行性生活。关键是个体能否遵循医生的指导尽可能地使疾病在他（或她）的掌控之下。

下一步就是要确保性生活的环境尽可能舒适，同时也要确定夫妻双方都能接受一种与他们过去享受的性生活不完全一样的性生活。对夫妻而言最好的办法就是接受性功能的变化并采取"发生了就发生了"的态度。每一次性生活都该好好享受，而不要与过去的作比较。

有些人可能会选择医学途径来改善他们的性功能。对男性和女性而言，这可能包括一系列的选择：改变习惯以形成一种健康的生活方式、服用处方药或者进行手术。患者应该同了解这些知识的医生或治疗师讨论每一种选择的利弊。

急性医学因素

有些急性医学因素如前列腺炎（前列腺的炎症或感染）会对性功能有急剧负面作用。性功能通常会在疾病治愈时恢复。很重要的一点就是要知道急性病会像慢性病一样直接或间接地影响性功能。有些医学因素，如心血管疾病可能直接影响生殖器的血流量并引起性功能障碍，而其他的疾病，如最常见的感冒仅仅会因为对性没心情或感到不舒服而影响性生活。

具体建议

如果个体的性生活正受到医学因素的影响，他（或她）应该找到关于这一因素的信息。对大多数个体而言，阅读相关材料可以帮助其调整并认识疾病的影响。最近有一些讨论性并提供一些建议和技巧的读物（Alterowitz & Alterowitz，2004）。当地的特殊慢性病自助小组也会是一个巨大的信息源。同有类似性问题的人交流可以帮助个体找到使性生活更好的方法。

改善性生活的第一步就是要等到医学问题稳定，而且不大可能恶化或者急性医学问题被治愈的时候。在这段时间里，夫妻仍然要互相表现出身体上的爱慕之意。这是一种既能保持亲密感又不会导致性交的方式。它可以使你们不至于疏远，并且可以为将来你们进行性生活创造条件。

确定勃起问题是由医学的、心理的还是非医学因素引起的

心理因素，如焦虑、抑郁或过分担忧都会影响男性和女性的性功能。深入细致的评估可以对排除医学因素提供帮助。排除医学因素作为性功能障碍的原因后，就应该关注非医学因素如心理诊断、婚姻冲突、低自尊、私密感缺乏和环境压力。"非医学"更倾向于"心理的"，因为许多患者将"心理的"误解成"精神性的疾病"。

在勃起障碍的问题中，夜间勃起是诊断有无医学因素的非常有价值的信息。男性在晚上睡觉的时候通常都会勃起，即所谓的夜间阴茎肿胀（NPT）。对男性而言，一生中出现这种勃起很正常。通常男性在睡眠时会有一到六次勃起，而只有正好在醒来时发生的勃起才会被意识到。勃起周期大多发生在男性做梦的时候，但梦并不一定与性相关。这是由做梦时大脑释放的一种化学物质引起的。如果一个男人有夜间勃起，那么勃起障碍的原因就不大可能是医学因素了。可以使用美国阴茎硬度测量仪（RigiScan）来评估夜间勃起。这种仪器是戴在男性阴茎上记录男性睡觉时阴茎勃起的医疗器械。

当然，如果一个男人在看到与性有关的材料和自慰时都能很好地勃起，那么他的性问题就一定不是由医学因素引起的。

具体建议

如果某些案例的非医学因素达到了满足心理诊断如抑郁症或强迫症的标准，或者这些非医学因素与人际关系问题相关，治疗师就必须使用他（或她）的临床诊断来确定首先该关注哪一个问题。由于心理障碍或者人际关系压力非常有影响力和破坏性，所以在这时候集中治疗性问题是没有收获的。如果治疗师没有首先关注性问题的话，还需要向患者解释清楚为什么会临时将其放在一边。

具体问题的治疗

到这个阶段，个人应该找出了引起性问题的个人的、人际

关系的和医学的因素。只有在做好解决性问题的所有先期工作后，下面列出的治疗方案才会有用。有些问题可能涉及后面讨论的不止一种的解决方案。

勃起和性高潮问题

有勃起问题的男性和性唤起问题的女性最常用的就是感觉关注的治疗策略（Masters & Johnson，1966）。治疗师的任务就是帮助患者理解，为什么这是一种解决性问题的有价值的方式。一些患者说他们曾试过这种手段，但却不管用。然而，在大多数情况下，患者会认为，如果所有性功能都正常的话，就能进行性生活了。治疗师必须指出，感觉关注就是关注感觉，而不是性功能。之前的尝试不起作用的原因可能是患者认为性功能才是终极目标，即使这不是最初目的。当夫妻双方同意列出指导意见并遵从它的时候，感觉关注才能发挥最大的作用。

治疗师需要向患者说明，当个体仅仅考虑感觉，而非一方对另一方的行为时，性爱才会最美妙。即使这些思想是正常的、健康的，并且是关于性行为的，但它们仍可能影响其性功能。治疗师应说明，感觉关注就是让个体回头来关注感觉的一种策略。这是一种达到目的的手段，而非目的本身，也不是用来说明性对夫妻"将会怎么样"的方式。

治疗师应使用感觉关注策略与每对夫妻进行详细交谈，包括夫妻应该从哪一个点开始；夫妻练习的频率和地点；每个阶段的持续时间（提供一个15～30分钟的范围）；治疗阶段的目标；每个阶段如何展开以及由谁负责展开。治疗师还应向患者说明，即使很多人发现这个过程会有性唤起，但感觉关注的目标并非性唤起，而是在不担心性功能的情况下来享受感觉的乐趣。此外，感觉关注步骤通常会帮助夫妻交流他们的性需要，因为这会鼓励他们就彼此间良好的感觉作出积极反馈。

感觉关注策略始于向患者或夫妻说明，性问题通常是由于过度关注行为引起的。需要关注的应该是感觉或者快感。感觉关注对于打破行为关注的消极怪圈是很有必要的。要打破这一消极怪圈，夫妻必须在没有任何行为期望而获得快感时留出特定的时间来放松。一对夫妻成功的感觉关注的要素包括：不管性唤起的程度如何都能同意停止性交；将性看作行为选择的项目，而不是必须随性交"完成"的事情；将性游戏、性按摩和情感看作积极的性交流，而不是将其"奚落"或"误解"为一种消极的、有害的认识；夫妻应向治疗师说明他们的练习经历。治疗师应该提供建议来指导患者如何解决具体问题，并向夫妻说明下一步的内容。这些建议可能包括如何将具体行为分解为简单的程序，以及什么时候将性交纳入感觉关注阶段。

与夫妻探讨他们如何才能做得最好是很有帮助的。让他们了解自己是在理解概念和按照需要应用时做得最好呢，还是在非常结构化的和计划好的治疗阶段里会做得最好。有些夫妻在实施一种方案的时候，会对结构化的使用有很固执的看法。如果第一种方案不起作用的话，通常不会将其转变为另一种。这一点应该首先与双方进行探讨。

早泄

对有早泄经历的男性来说，最有用的策略不仅是提供一些关于男性早泄的准确而又真实的信息，而且还要帮助男性和其性伴侣关注快感，而非行为。大多数男性会在性交的2~8分钟之内射精。年龄和上次射精的时间在一定程度上也会影响射精的速度。性交时关注快感意味着要强化这一观念：应该享受射精而不是排斥它，射精后的性交仍能延续快感，而不是一射精就停止（普遍如此）。

你还应该讨论使用药物作为性行为调节因素的利与弊。有些人对此的看法很固执，因此应该就这一选择进行讨论。将这一选择作为增强愉悦感而非治疗疾病的方式提出来是很有帮助的。

难以达到性高潮

治疗男女性高潮问题的最常用的方案就是在增加身体和情色刺激时降低行为焦虑。治疗中最重要的要素包括患者对性高潮经历的现实理解和正常的个体变量。还有很重要的一点就是，要与患者探讨在一个有益的情境里如何才能提供最强烈的性刺激，其中的手段可能有健慰器或润滑剂，治疗师必须再次提醒患者不要关注性行为。

插入困难和性交疼痛

性交疼痛和插入问题必须寻求医生的检查来确定有无医学原因。在完成评估、排除或者治疗好医学原因的问题后，才能开始心理治疗。最有用的策略就是，鼓励患者用一种渐进的、一步步的方式来插入。有用的治疗要素包括教会放松，并将性行为分解为具体的、易操作的步骤。重要的就是治疗师要和患者探讨，在性活动中的哪一点上舒适感消失了，而不适感出现了，而那一点就是患者开始练习的位置。

练习可能包括也可能不包括性伴侣，这取决于性伴侣的情况以及患者的感觉。没有性伴侣的练习通常包括观察并抚摸生殖器。对女性而言，练习可能包括使用手指逐渐插入。在治疗中应全面讨论患者练习的每一步，而且患者要在私密、放松的环境中进行练习。

与性伴侣一起练习时就要为夫妻整理出一周内要练习的具体程序（如用手指接触阴道的外面而不插入），而且要向患者强调，为了减少焦虑可以在任何时间停止练习。然而，练习应该重复到这一步达到满意的效果为止。治疗开始时就该确立性行为的所有等级，以便将其作为治疗目标的指导方针。

对治疗师而言很重要的一点就是要清楚患者自己练习自我探索和自我插入的难度。患者不但要克服一些如恐惧或厌恶之类的强烈情感，还可能会遇到练习本身（如"触摸自己让我感到很怪异和不正常"）的消极环境（自我表述）。在开始练习前必须确立和讨论这些消极的自我表述，并将其放在可接受的视角内。否则的话，练习方案很可能会失败。

另外还需要讨论逃避练习的倾向性。练习应该是在非常常规的基础上，每次个体都该非常放松而且不会感受到其他压力。对许多人而言，理想的时间就是在一早或者晚上准备睡觉时。这种练习应该有连续性，而且每个练习阶段都该保持至少 15 分钟。患者应该尝试着让自己在经过每个练习阶段时都能有一点点的进步。因为练习往往是循序渐进的。

性欲低

患者表达的性欲望问题常常让人很困惑。对于治疗师来说很重要的一点就是要区分性欲望（色欲）与性担忧，真正的性欲障碍没有色欲也没有性幻想。还有一点也比较重要，就是要判定患者是否有时候会有性欲，或者患者现在在哪种情境下会有性欲。在任何情境下都没有性欲的患者是极难治疗的。另一方面，患者如果能够确认在过去的时间或当今的情境下有过性欲，那么就很容易治疗了。治疗在排除影响性欲的医学条件或具体医学因素后，就要开始寻找当前阻碍个体或人际关系的因素了。

一般的担忧、焦虑或抑郁都会影响性欲，治愈好这些因素之后性欲通常都能恢复。在某些情况下，使用性刺激物（影碟、书籍、杂志或电影）也会积极地促进性唤起。正如健慰器之类的东西一样，这种性刺激方法在确保不冒犯患者的情况下才能谨慎地使用。

案例

治疗师：更直接地探讨性关系的话，你们的感觉会如何呢？目前为止，你们已经改善了你们的交流技巧，而且共同确定了治疗时间，这似乎更坚定了你们说出性问题的决心。

患　者：我认为最大的进步就是我们不再互相指责了。我们婚前都没有过性经历，因此我们都希望婚后一切会圆满。

性伴侣：我从没意识到我所受的教育让我对性如此消极。我曾想我一旦结婚的话，一切都会不同了。当新婚之夜我的丈夫碰我的时候，我感觉他就像个动物，我真不敢相信当我不能与他过性生活时他的变化。他变得很生气，而且我也怀疑我是否应该结婚。

患　者：我认为她是因为某些原因才对我生气并试图惩罚我的，我们从未讨论过，而且两人都很生气。

治疗师：你们现在如何看待那段经历？

患　者：我常常会不假思索地评论别人，我在没有仔细考虑我妻子的情况下就简单地下结论，而且照此行事了。

性伴侣：我被他的愤怒吓到了，而且我也仅仅是在忍受性生活，同时也非常讨厌它。现在我明白这是应该享受的事情了。

治疗师：我们治疗的下一步就是在没有压力的情况下以一种舒适的方式来逐渐地进行性生活。在你俩都合适的时间进行性生活是非常重要的，如果感觉到任何的不适或压力，那就要停下来。每个人都要同意做到这一点，并且不要生气或失望。记住，将性作为快乐的活动，包括各种各样的行为。你可以选择你想做的，并且在任何时间都可以停下来。许多夫妻都认为，他们一旦开始了就必须要完成它，性生活的观念通常也是这样，这种态度常常会导致完全禁止性生活。一个人可能会喜欢拥抱和接吻，而不想性交。通过接受我所建议的程序，你们感受到的压力应该会变少，可能会增加身体接触的次数。你们要确保在性交没发生的时候，彼此都有性欲。

性伴侣：我仍然觉得如果我让我丈夫停下来的话，他会失望的。

患　者：我可能会失望，但没关系的。我现在知道情况已经改善了，因此我不会像以前那样做了。

临床评估

这对夫妻在治疗的早期阶段改善了他们的交流，他们的交谈比较具有典型性。如果治疗一开始就关注他们的性关系，而不是首先确立合适的治疗基础的话，治疗很可能就已经失败了。关于每个人性观念变化的讨论所得到的信息和理解帮助患者消除了彼此间的责备，改善交流技巧对于消除早期性冲突带来的愤怒和结束谁说了算的争斗也是很有必要的。

非典型的和有问题的反应

　　在取得初步的进展后，夫妻有时候会遇到障碍或挫折，从而回到以前的破坏性的模式中去。初步的进展可能会带来错误的安全感或者过高的期望。我们经常遇见共同解决问题并取得一定进展的夫妻，然后他们就去度假并享受性爱的乐趣。他们回到家之后每天面对的压力，可能仍然会妨碍他们的性生活，然后他们就会感到自己失败了，而且又回到了"出发点"。在这种情况下，治疗师帮助夫妻双方回顾他们之前取得的进步是很重要的，并且要让他们相信所有这些都没有消失。治疗师对与成功和失败相联系的环境进行评估，有助于找出导致这一变化的影响因素。这种做法不仅可以用来加强对治疗重要原理的检查，还会为防止复发的治疗设立可理解的平台。

家庭作业

　　✎ 让患者夫妻阅读自助手册第十章的内容。

　　✎ 指导患者夫妻实践自助手册中列出的针对他们特定性问题的练习和技巧。

第十一章
不断进步，预防复发
（对应自助手册的第十一章）

提纲

- 回顾前一阶段布置的家庭作业
- 讨论如何继续治疗并防止复发
- 布置家庭作业

综述

个体或夫妻在开始直接面对性问题的时候，有时会感到压力倍增。对患者和治疗师而言，一旦发现治疗进展不顺利就要及时指出来，这是很重要的。

治疗的基本原理

如果治疗师在治疗开始时就讨论并考虑到治疗进展不顺利的可能性，他（或她）就能帮助患者更有效地处理这种情况。治疗师需要记住的，也是最重要的原理就是性功能障碍是一种极度烦人的经历，治疗时需要关注每个患者的痛处。大多数患者很难承认自己有性问题，以及前来接受治疗并进行讨论。治疗进展不顺利的情况并非少见，但治疗师必须创建一个值得信任的环境让患者轻松地谈论进展不顺利的情况。

告诉患者的主要观念

告诉患者的主要观念是，治疗进展不顺利的情况并非随机事件，重要的是要区分清楚治疗不顺利的原因并加以解决。患者如果注意到问题出现反复的话，可能会有逃避治疗的想法。但是又必须让患者明白为什么会出现反复，以及如何使用治疗策略来使治疗回到正常轨道上，而非逃避治疗。此外，应提醒患者注意所有的进步而不要计较一时得失。

不断进步，预防复发

自助手册第十一章里列出了指导方针来帮助患者识别出逃避并采取步骤以取得更进一步的进展。如果有一方逃避性练习，必须找出原因来。最常见的原因就是对另一方的反应缺乏信心或信任。如果过去就有与性相关的很多愤怒和责备的话，情况就会这样。为了顺利进行练习，双方必须再次保证允许彼此犯错误和都不会受到批评。逃避往往发生在那些从未好好谈论过性和相互间有很多怨恨的夫妻身上。

克服逃避的步骤

如果有逃避现象的话，患者应采取如下步骤：承诺、舒适、期望和目标。

承诺

- 提醒你的伴侣你很在乎你们没能坚持练习。
- 让你的伴侣与你一起制订一个能坚持练习的更好的计划。
- 避免指责。
- 确保练习适合你们，并承诺做到。

舒适

- 询问你的性伴侣，他（或她）是否对所制订的计划感到舒适。关键的一点就是不能勉强。
- 以容易的步骤开始；很多练习可以更简单。例如，也许你计划好了练习拥抱和抚摸对方，但发现这太有强迫性了。如果这样，你们可以简单地交谈和握手，而非相互拥抱。

期望

- 与你的伴侣一起回顾练习的细节，包括时间、地点、练习的长度和练习频率。
- 注意你与你的性伴侣可能在对练习的期望上存在差异。这也会引起问题，例如，每一方可能都在等待另一方迈出第一步并且做出具体计划。
- 确保交谈结束后，你们两个都能理解和同意所有的细节问题。

目标

- 回顾你的目标。你期望实现什么改变以及你需要多长时间来实现它？如果你正与你的性伴侣一起努力，你们的目标相同吗？
- 通常，多数性问题的持久改变需要花费很长时间的努力。然而，有助于减轻性问题的变化会很快发生。仅仅了解性问题以及应对它们的方式对很多人就很有帮助。大多数时候，这种减轻作用来自与性伴侣的交流，前提是交流起到支持的作用而非指责。阅读这些以后，你要为减轻问题作好准备，并制订出治疗计划。

重新评估目标和可能因素

患者如果不能取得任何进展，就该重新评估所有的目标。

这些目标对他们而言现实吗？

患者还可能需要重新评估引起他们性问题的可能因素。他们是否漏掉了一些可能因素？他们是否拒绝承认可能引起性问题的特定事实？例如，有些人不会承认他们相互间不再有吸引力或者他们不相爱了。他们可能会对其他引起性吸引或爱的深度情感到迷惑。他们可能会有负债感或义务感。他们可能真的欣赏其性伴侣或对他们的性伴侣感到亲近。然而，这些感觉不足以引发性感觉。如果一个患者不能确定他（或她）对其性伴侣的吸引的话，他（或她）就需要承认，这样才可以直接面对并解决它。

案例

> **治疗师**：离我们上次见面已经两周了，事情进展得如何？
>
> **患　者**：哦，我们去接我的母亲来住了，而且我的汽车电池也坏了，似乎我们很忙，以至于什么事也没有做。
>
> **性伴侣**：我们忙坏了，因为他母亲来了，我必须得去买东西，还要做饭，她每次来我总会很有压力，她非常挑剔，而且每件事都要做好。
>
> **治疗师**：（对患者）你母亲来了多久？
>
> **患　者**：两天，但正好是在周末。
>
> **治疗师**：你们没有讨论在其他的时间练习性治疗的项目吗？
>
> **患　者**：是的，我们没有。我想我们太关注我母亲了，以至于我们都忘了这事了。
>
> **性伴侣**：我没忘，但我觉得实施练习计划是他的责任，他总是把每件事情都推给我。另外他还把他母亲的愿望强加在我身上。
>
> **治疗师**：（对患者）关于你母亲的冲突多吗？
>
> **性伴侣**：我们婚后不久，我丈夫告诉我，他母亲认为他娶我是委屈了自己。他一直说他很爱我，但我总是怀疑这是不是真的。
>
> **患　者**：我告诉过你我爱你的。你还想让我说什么呢？我为我母亲所做的一切并不意味着我不爱你。

在这个治疗进展不顺利的案例讨论中找到长期存在的、一直没得到解决的问题。这对夫妻从来没有全面地考虑过他母亲的问题，以及这件事是如何影响到他们的。他们取得性问题（一方存在低性欲的问题）治疗的进展之前，必须先解决他们的情感问题。

每个治疗阶段结束时，如果治疗师能询问患者在下一治疗阶段开始前，是否还会出现一些影响治疗的事情，这将是很有帮助的。即使不能预计到所有的妨碍事件，但大多数还是能提前得到解决。

非典型的和有问题的反应

我们曾治疗过一些患者，他们由于这样或者那样的原因，长期不能与其固定的性伴侣一起生活。怀孕及紧随其后的生产、出差以及为生意长期奔波在国外，这些都影响了我们正在进行的治疗。在这种情况下，我们就列出夫妻已经取得的进展状况，并指出了余下的任务。只要时间允许，我们就鼓励他们阅读合适的材料，而且在某些情况下，要求患者解决个人的问题以便完成余下的任务。有时候能来参加治疗的性伴侣自己独自参与治疗阶段也会有助于完成余下的任务，这种情形可以一直持续到夫妻重新一起来恢复治疗。

家庭作业

✎ 夫妻是否已经阅读了自助手册第十一章的内容并回答了章节复习题。

✎ 指导每一方写下他（或她）的目标和他（或她）认为能实现这些目标的时间。

✎ 指导每一方写下实现这一目标的所有障碍。

第十二章

巩固成果，预防复发

（对应自助手册的第十二章）

所需材料

- ■ "改变的方面和改善的程度" 工作表

提纲

- ■ 回顾之前阶段布置的家庭作业
- ■ 讨论防止复发
- ■ 布置家庭作业

综述

到这部分内容时，患者已经顺利地完成了提高性功能治疗的项目，而且治疗也结束了。本章提供了预防复发的指导方针以使夫妻双方巩固他们的治疗成效。

治疗的基本原理

如果没有合适的计划的话，治疗效果很容易就会消失。通过讨论将来可能遇到的问题，全面地预计治疗的有效性，我们就能成功地防止问题的复发。治疗师需要提醒患者注意他们所有的治疗因素，并且回顾他们从开始治疗时所取得的成绩，这些都是很有帮助的。

告诉患者的主要观念

告诉患者的主要观念是，他们具备有效地解决他们的性问题的手段和能力。区分所有的早期警告信号、与性伴侣公开谈论、重新阅读有用的材料，并寻找成绩显著的治疗阶段都在他们的能力范围之内。

预防复发

到这时，患者应该获得了一些治疗他们性问题的积极改变了。这种改变可以用多种水平来评估。为了评估变化和进展的内容以及程度，患者需要参阅自助手册中的"改变的方面和改善的程度"工作表。他们应该核对他们认为的每一个改变内容的变化程度。

如果患者发现一个内容"没有变化"，那可能有很多原因。他们可能在开始这一程序前就知道这些信息，或者他们的问题还需要更多的努力和时间。

如果患者发现大多数内容"改善很多"或者有"一定程度的改善"，那么他们就取得了可喜的进步。他们就该采取一些具体的步骤来确保他们的成果并预防复发。

识别倒退

患者已经对性有了充分的了解，并明白了他们的性问题。如果忘记某些内容的话，就该迅速回顾自助手册前几章的内容和常见的性荒诞说法来回忆一些重要的信息。

性行为治疗的成果很可能会有倒退。可能变化的内容有：

■ 患者向其性伴侣表达爱意的频率
■ 患者与其性伴侣进行性接触的频率
■ 患者进行性生活时的舒适度

■ 患者性生活的质量

每次性体验都会不同；要包括所有的或整体的性行为或性模式才算数。对四种内容的变化，患者应设定他们能测量的可接受的程度。低于这一程度就会是治疗反复的信号。

表达爱意的频率

患者应当确定表达爱意应该多久一次（如每天一次）以及他们需要密切关注的节点（如连续七天没有表达爱意时）。表达爱意可能意味着说一句话、一个吻、一个拥抱和一次调情。

性生活的频率

患者应该确定他们想要多久进行一次性生活以及可能使他们变得忧虑的节点。低于设定的节点并不意味着患者就该很警觉了，但这是一个危险信号。

性生活的舒适度

患者可以在 1 到 10 的量尺上测量性生活的舒适度。在这个量尺上，1 代表非常非常的不舒服；5 代表舒服；10 代表非常非常舒服。例如，患者可能会确定如果性生活的舒适度在 3 的话就应该做出改变。

性生活的质量

患者也可以在 1 到 10 的量尺上由双方来测量性生活的质量。这种质量的测量要考虑情感和心理的快感、满意度以及身体的敏感性。同舒适度一样，患者也可以使用类似的准则来确定他们何时该对性生活质量保持警觉。

如果结果低于患者设定的期望值，那就该检查是什么导致了问题的产生。大多数时候，主要的一步是明白有问题存在。通过回顾之前有用的治疗方案可以很简单地纠正它。当设定好可测量的清晰的期望值后，患者就可以在问题持续很长时间之前回到正确的轨道上。如果允许问题持续很长时间，那么纠正它就很困难。如果患者与其性伴侣一起努力，由他们共同设立期望值至关重要。双方需要共同认定每一部分内容的警戒点。他们也应当通过交谈来探讨如何做才能维持在正确的轨道上。通过这么做，夫妻就能预防倒退，巩固治疗成果。

建立结构化程序来巩固成果

性问题的反复要么发生得很慢要么发生在个人生活中的重大变故之后。只要出现一点反复，个体很可能就松懈了。个体要想享受性生活就必须保持持续的关注。患者必须密切关注其心理和身体的健康，以及最适合他们的性生活环境。

如果性问题的反复发生在个体的重大生活事件后，个体就需要判断这件事对他（或她）意味着什么，以及它为什么会影响他（或她）的性生活。有些事情如新生婴儿几乎总会影响个体的性生活。这些带来疲劳、担忧的事件和对事件的持续关注都会降低性生活的频率和质量。当性生活因诸如这样的事件而发生变化时，夫妻就此进行讨论是非常重要的。最可能的是，当这一事件影响一方或双方的时候，夫妻不得不改变他们对性生活的期望。

夫妻应设定期望值和一种策略来帮助他们应对生活事件的影响。例如，在新生婴儿诞生的情况下，夫妻可能需要改变性生活的频率和性生活的方式。这些调整会帮助患者缓冲生活事件的影响。要提醒患者性并非全或无的活动，而是一系列的活动。

案例

治疗师：这次你感觉你的性关系如何了？

患　者：我对一切进展都感觉比较满意。事实上，在我们到这里的路上，我丈夫就问我，我们会去谈什么，我俩都觉得我们不再有问题了。

性伴侣：我赞成，我俩都很快乐，我真不敢相信我们改变了这么多。

治疗师：我很高兴你们有这样的感觉，而且我认为我们应该讨论如何确保一切正常。如果再回到你们以前的某些模式的话，你们会怎么看呢？

患　者：我想我所关注的第一件事就是我丈夫是否开始更多地回避我，以及做他过去习惯做的事情，比如说看电视和不跟我谈话。

性伴侣：我认为我会关注我妻子是否对我更加唠叨了。

治疗师：肯定的一点是，将来你们每个人都会看电视，并且互相唠叨对方，因此让我们来说说，如何能更准确地确定是否回到老路上去了。而且，我们应该谈谈，如果你感到治疗效果减弱的话，你将会怎么做？（对患者）你说的你丈夫总看电视是什么意思，而且如果你那么想的话，你会做什么呢？

患　者：在我们治疗之前，他下班一回家就看电视，直到上床睡觉。正如他以前说的，这是他下班放松的方式。从我们接受治疗开始，他仅仅看一小会儿新闻和其他的节目。最大的变化就是，我们吃饭的时候不开电视了，因此我们会谈论更多的事情。所以，我认为如果他开始在吃晚饭的时候看电视的话，那我就会和他谈谈了。我会提醒他，我们现在已经不一样了。

治疗师：（对其性伴侣）你会对这种方式做何反应？

性伴侣：要是她能说到做到的话，那就太好了，过去的时候，她总是唠叨个没完。

临床评估

治疗师帮助夫妻双方确立有意义的并都赞成的标准是很重要的。这一标准应该在向同一目标努力的两人间获得一致同意。治疗师必须确保制定治疗标准，而不应被看作指责某人或找茬。我们都很容易回到老路上去，因此如果有一方提醒另一方维持在现有水平是很有用的。

非典型的和有问题的反应

某些夫妻有时候会变得非常依赖治疗，以至于他们在治疗结束时会有巨大的不安全感。这些夫妻认为治疗一结束的话，所有的治疗效果都会消失。在这种情况下，治疗的结束就要循序渐进，而且要增加每个阶段的间隔时间。另外，治疗师要帮助患者回顾已取得的成绩和影响治疗的因素，并且确立至少一个长期的治疗阶段（4～6个月），这样通常就能确保夫妻在治疗结束时仍满怀信心。

家庭作业

✐ 夫妻是否已经阅读了自助手册第十二章的内容并回答了章节复习题。

✐ 指导每一方完成自助手册中的"改变的方面和改善的程度"工作表。

结束语

对治疗师而言，同患有性问题的男女一起治疗性功能障碍往往是非常值得的。在大多数情况下，通过使用这本手册中列出的现代治疗方案往往会出现临床上的显著行为改变。即使有些案例没有行为改变，例如那些"生来就有"问题的人，但对他们而言，增强亲密感的准确信息和努力而非具体性目标也往往是很有用的。态度上的改变和夫妻对他们情况的现实期望（如他们的优点和弱点、他们有性问题的历史以及他们生活和工作的环境）可能同实际的行为改变一样重要。

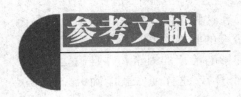

Abrahamson, D. J., Barlow, D. H., & Abrahamson, L. S. (1989). Differential effects of performance demand and distraction on sexually functional and dysfunctional males. *Journal of Abnormal Psychology, 98*(3), 241–247.

Abrahamson, D. J., Barlow, D. H., Beck, J. G., Sakheim, D. K., & Kelly, J. P. (1985). The effects of attentional focus and partner responsiveness on sexual responding: Replication and extension. *Archives of Sexual Behavior, 14*(4), 361–371.

Abrahamson, D. J., Barlow, D. H., Sakheim, D. K., Beck, J. G., & Athanasiou, R. (1985). Effects of distraction on sexual responding in functional and dysfunctional men. *Behavior Therapy, 16*, 503–515.

Alterowitz, R., & Alterowitz, B. (2004). *Intimacy with impotence.* Cambridge, MA: Da Capo Lifelong Books.

American Psychiatric Association. (2000). *Diagnostic and statistical manual of mental disorders* (4th ed., Text Revision). Washington, DC: Author.

Bach, A. K., Barlow, D. H., & Wincze, J. P. (2004). The enhancing effects of manualized treatment for erectile dysfunction among men using Sildenafil: A preliminary investigation. *Behavior Therapy, 35*(1), 55–73.

Balko, A., Malhotra, C. M., Wincze, J. P., Susset, J. G., Bansal, S., Carney, W. I., et al. (1986). Deep penile vein arterialization for arterial and venous impotence. *Archives of Surgery, 121*(7), 774–777.

Barlow, D. H. (1972). Review of the book homosexual behaviour: Therapy and assessment. *Behavior Therapy, 3*, 479–481.

Barlow, D. H. (1973). Increasing heterosexual responsiveness in the treatment of sexual deviation: A review of the clinical and experimental evidence. *Behavior Therapy, 4*, 655–671.

Barlow, D. H. (1977a). Assessment of sexual behavior. In A. R. Ciminero, K. S. Calhoun, & H. E. Adams (Eds.), *Handbook of behavioral assessment* (pp. 461–508). New York: John Wiley & Sons.

Barlow, D. H. (1977b). Behavioral assessment in clinical settings: Developing issues. In J. D. Cone & R. P. Hawkins (Eds.), *Behavioral assessment: New directions in clinical psychology* (pp. 283–307). New York: Brunner-Mazel.

Barlow, D. H. (1986). The causes of sexual dysfunction: The role of anxiety and cognitive interference. *Journal of Consulting and Clinical Psychology, 54*(2), 140–148.

Barlow, D. H., Abel, G. G., Blanchard, E. B., Bristow, A. R., & Young, L. D. (1977). A heterosocial skills behavior checklist for males. *Behavior Therapy, 8*, 229–239.

Barlow, D. H., Becker, R., Leitenberg, H., & Agras, W. S. (1970). A mechanical strain gauge for recording penile circumference change. *Journal of Applied Behavior Analysis, 3*(1), 73–76.

Barlow, D. H., Sakheim, D. K., & Beck, J. G. (1983). Anxiety increases sexual arousal. *Journal of Abnormal Psychology, 92*(1), 49–54.

Beck, J. G., & Barlow, D. H. (1984a). Current conceptualizations of sexual dysfunction: A review and an alternative perspective. *Clinical Psychology Review, 4*, 363–378.

Beck J. G., & Barlow, D. H. (1984b). Unraveling the nature of sex roles. In E. A. Blechman (Ed.), *Behavior modification with women* (pp. 34–59). New York: Guilford Press.

Beck, J. G., & Barlow, D. H. (1986a). The effects of anxiety and attentional focus on sexual responding: I. Physiological patterns in erectile dysfunction. *Behaviour Research and Therapy, 24*(1), 9–17.

Beck, J. G., & Barlow, D. H. (1986b). The effects of anxiety and attentional focus on sexual responding: II. Cognitive and affective patterns in erectile dysfunction. *Behaviour Research and Therapy, 24*(1), 19–26.

Beck, J. G., Barlow, D. H., & Sakheim, D. K. (1983a). Abdominal temperature changes during male sexual arousal. *Psychophysiology, 20*(6), 715–717.

Beck, J. G., Barlow, D. H., & Sakheim, D. K. (1983b). The effects of attentional focus and partner arousal on sexual responding in functional and dysfunctional men. *Behaviour Research and Therapy, 21*(I), 1–8.

Beck, J. G., Barlow, D. H., Sakheim, D. K., & Abrahamson, D. J. (1987). Shock threat and sexual arousal. The role of selective attention, thought content, and affective states. *Psychophysiology, 24*(2), 165–172.

Beck, J. G., Sakheim, D. K., & Barlow, D. H. (1983). Operating characteristics of the vaginal photoplethysmograph: Some implications for its use. *Archives of Sexual Behavior, 12*(1), 43–58.

Bruce, T. J., & Barlow, D. H. (1990). The nature and role of performance anxiety in sexual dysfunction. In H. Leitenberg (Ed.), *Handbook of social and evaluation anxiety*. New York: Plenum Press.

Buffum, J. (1982). Pharmacosexology: The effects of drugs on sexual function: A review. *Journal of Psychoactive Drugs, 14*(1-2), 5–44.

Caird, W. K., & Wincze, J. P. (1974). Videotaped desensitization of frigidity. *Journal of Behavior Therapy and Experimental Psychiatry, 5*, 175–178.

Caird, W. K., & Wincze, J. P. (1977). *Sex therapy: A behavioral approach*. Hagerstown, MD: Harper & Row.

Carey, M. P., Wincze, J. P., & Meisler, A. W. (1993). Sexual dysfunction: Male erectile disorder. In D. H. Barlow (Ed.), *Clinical handbook of psychological disorders. A step-by-step treatment manual* (2nd ed., pp. 442–480). New York: Guilford Press.

Crooks, R., & Baur, K. (2004). *Our sexuality* (9th ed.). Boston, MA: Wadsworth Publishing Co.

Cranston-Cuebas, M. A., & Barlow, D. H. (1990). Cognitive and affective contributions to sexual functioning. *Annual Review of Sex Research, 1*, 119–161.

Cranston-Cuebas, M. A., Barlow, D. H., Mitchell, W., & Athanasiou, R. (1993). Differential effects of misattribution manipulation on sexually functional and dysfunctional men. *Journal of Abnormal Psychology, 102*(4), 525–533.

Esposito, K., & Giugliano, D. (2005). Obesity, the metabolic syndrome and sexual dysfunction. *International Journal of impotence Research, V17*, 391–398.

Freund, K., Langevin, R., & Barlow, D. H. (1974). Comparison of two penile measures of erotic arousal. *Behaviour Research and Therapy, 12*(4), 355–359.

Heiman, J. (2002). Psychological treatments for female sexual dysfunction: Are they effective and do we need them? *Archives of Sexual Behavior, 31*, 445–450.

Heiman, J., & Metson, C. (1977). Empirically validated treatment for sexual dysfunction. *Annual Review of Sex research, 8*, 148–194.

Hoon, E. F., Hoon, P. W., & Wincze, J. P. (1976). An inventory for the measurement of female sexual arousability: The SAI. *Archives of Sexual Behavior, 5*(4), 269–274.

Hoon, E. F., Krop, H. D., & Wincze, J. P. (1983). Sexuality. In E. A. Blechman (Ed.), *Behavior modification with women* (pp. 113–142). New York: Guilford Press.

Hoon, P. W., Wincze, J. P., & Hoon, E. F. (1976). Physiological assessment of sexual arousal in women. *Psychophysiology, 13*(3), 196–204.

Hoon, P. W., Wincze, J. P., & Hoon, E. F. (1977). The effects of biofeedback and cognitive mediation upon vaginal blood volume. *Behavior Therapy, 8*, 694–702.

Hooper, A. (2003). *Sexopedia*. New York: DK Publisher.

Jones, J. C., & Barlow, D. H. (1990). Self-reported frequency of sexual urges, fantasies, and masturbatory fantasies in heterosexual males and females. *Archives of Sexual Behavior, 19*(3), 269–279.

Lange, J. D., Brown, W. A., Wincze, J. P., & Zwick, W. (1980). Serum testosterone concentration and penile tumescence changes in men. *Hormones and Behavior, 14*(3), 267–270.

Lange, J. D., Wincze, J. P., Zwick, W., Feldman, S., & Hughes, K. (1981). Effects of demand for performance, self-monitoring of arousal, and increased sympathetic nervous system activity on the male erectile response. *Archives of Sexual Behavior, 10*(5), 443–464.

Laumann, E., Gagnon, J., Michael, R., & Michaels, S. (1994). *The social organization of sexuality: sexual practices in the United States*. Chicago: University of Chicago Press.

McCarthy, B., & McCarthy, E. (2003). *Rekindling desire: A step-by-step program to help low sex and no sex marriages*. New York: Brunner-Routledge.

参考文献

Malhotra, C. M., Balko, A., Wincze, J. P., Bansal, S., & Susset, J. G. (1986). Cavernosography in conjunction with artificial erection by saline infusion for evaluation of venous leakage in impotent men. *Radiology, 161*(3), 799–802.

Masters, W. H., & Johnson, V. E. (1966). *Human sexual response.* Boston: Little Brown.

Meston, C. M., & Gorzalka, B. B. (1992). Psychoactive drugs and human sexual behavior: The role of Serotonergic activity. *Journal of Psychoactive Drugs, 24*(1), 1–40.

Rosen, R. C. (1991). Alcohol and drug effects on sexual response: Human experimental and clinical studies. *Annual Review of Sex Research, 2,* 119–179.

Rosen, R. C., & Ashton, A. K. (1993). Psychoactive drugs: Empirical status of the new aphrodisiacs. *Archives of Sexual Behavior, 22*(6), 521–543.

Rowland, M., Perlman,D., & Brehm, S. (2008). *Intimate Relations* (5th ed.). New York: McGraw-Hill.

Sakheim, D. K., Barlow, D. H., Beck, J. G., & Abrahamson, D. J. (1984). The effect of an increased awareness of erectile cues on sexual arousal. *Behavior Research and Therapy, 22*(2), 151–158.

Steinman, D. L., Wincze, J. P., Sakheim, D. K., Barlow, D. H., & Mavissakalian, M. (1981). A comparison of male and female patterns of sexual arousal. *Archives of Sexual Behavior, 10*(6), 529–547.

Turner, J. S., & Rubinson, L. (1993). *Contemporary human sexuality.* Englewood Cliffs, NJ: Prentice Hall.

Weisberg, R. B., Brown, T. A., Wincze, J. P., & Barlow, D. H. (2001). Causal attributions and male sexual arousal: The impact of attributions for a bogus erectile difficulty on sexual arousal, cognitions, and affect. *Journal of Abnormal Psychology, 110,* 324–334.

Wincze, J. P. (1993). Review of the book erectile disorders: An integration of medical and psychological information. *Contemporary Psychology, 38*(4), 390–391.

Wincze, J. P. (1995). Marital discord and sexual dysfunction associated with a male partner's "sexual addiction". In R. C. Rosen & S. R. Leiblum (Eds.), *Case studies in sex therapy* (pp. 380–392). New York: Guilford Press.

Wincze, J. P., Albert, A., & Bansal, S. (1993). Sexual arousal in diabetic females: Physiological and self-report measures. *Archives of Sexual Behavior, 22*(6), 587–601.

Wincze, J. P., Bach, A., & Barlow, D. H. (2007). Sexual Dysfunction. In D. H. Barlow (Ed.), *Clinical handbook of psychological disorders* (4th ed.). New York: Guilford Press.

Wincze, J. P., Bansal, S., Malhotra, C., Balko, A., Susset, J. G., & Malamud, M. (1987). The use of psychophysiological techniques in the assessment of male sexual dysfunction. In *Proceedings of the American Cancer Society's Workshop on Psychosexual and Reproductive Issues of Cancer Clients*. San Antonio, TX: The American Cancer Society.

Wincze, J. P., Bansal, S., Malhotra, C., Balko, A., Susset, J. G., & Malamud, M. (1988). A comparison of nocturnal penile tumescence and penile response to erotic stimulation during waking states in comprehensively diagnosed groups of males experiencing erectile difficulties. *Archives of Sexual Behavior, 17*(4), 333–348.

Wincze, J. P., & Barlow, D. H. (1997). *Enhancing sexuality: A problem-solving approach client workbook*. San Antonio, TX: The Psychological Corporation.

Wincze, J. P., & Caird, W. K. (1976). The effects of systematic desensitization and video desensitization in the treatment of essential sexual dysfunction in women. *Behavior Therapy, 7*, 335–342.

Wincze, J. P., & Carey, M. P. (2001). *Sexual dysfunction: A guide for assessment and treatment* (2nd ed.). New York: Guilford Press.

Wincze, J. P., Hoon, E. F., & Hoon, P. W. (1976). Physiological responsivity of normal and sexually dysfunctional women during erotic stimulus exposure. *Journal of Psychomatic Research, 20*(5), 445–451.

Wincze, J. P., Hoon, P. W., & Hoon, E. F. (1977). Sexual arousal in women: A comparison of cognitive and physiological responses by continuous measurement. *Archives of Sexual Behavior, 6*(2), 121–133.

Wincze, J. P., Hoon, E. F., & Hoon, P. W. (1978). Multiple measure analysis of women experiencing low sexual arousal. *Behavior Research and Therapy, 16*(1), 43–49.

Wincze, J. P., Venditti, E., Barlow, D. H., & Mavissakalian, M. (1980). The effects of a subjective monitoring task on the physiological measure of genital response to erotic stimulation. *Archives of Sexual Behavior, 9*(6),

参考文献

533-545.

Wolchick, S. A., Beggs, V. E., Wincze, J. P., Sakheim, D. K., Barlow, D. H., & Mavissakalian, M. (1980). The effect of emotional arousal on subsequent sexual arousal in men. *Journal of Abnormal Psychology, 89*(4), 595-598.

Yang, B., & Donatucci, C. (2006). Drugs that affect male sexual function. In J. J. Mulcahy (Ed.), *Male sexual function: A guide to clinical management*. Totowa, NJ: Humana Press, Inc.

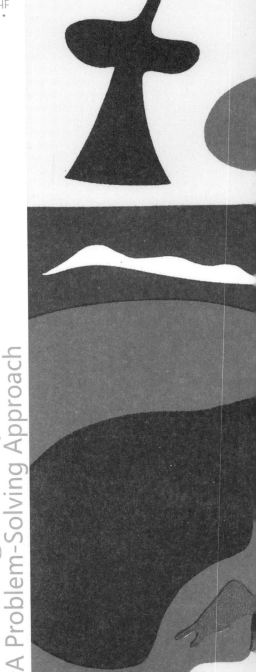

认知行为治疗丛书

主编 王建平
副主编 张宁 徐凯文

自助手册

提高性能力

[美]
约翰·P·温泽 (John P. Wincze)
戴维·H·巴洛 (David H. Barlow) 著

王韬鹏 等译

中国人民大学出版社
·北京·

Enhancing Sexuality
A Problem-Solving Approach

　　《提高性功能：自助手册》呈现了一种综合性的计划。它由一些心理学家提出，他们不仅是性问题治疗的专家，而且是该领域的领军人物。它建立在可靠的研究基础之上，以易于非专业人员理解的方式，揭示性行为的发展和对性问题的反应方式，作者针对影响性行为的心理因素、医学因素、社会因素，让读者得到更深层次的理解。这本有见解的自助手册，结合案例研究，并附有好的实践建议。作者的客观和支持性的态度反映在他们对文化差异和性偏好的敏感性上。本书值得患者和治疗师收藏，我打算经常推荐它。

Carol Landau 博士

精神病学和人类行为学临床教授

妇女健康协会心理服务理事

罗得岛医院，布朗大学医学系

《妇女更年期健康指南》的作者

　　这本非常好的自助手册为所有年龄段的男人和女人提供了严肃的、最新的提高性功能的方法。本书涵盖了广泛全面的性困境和性问题，并对每种问题提供了知识、建议和实践意见。本书的主要优点在于贯穿全书的大量的自我测试练习和作业，这非常有助于保持读者的兴趣，并使其能投入其中。另一个优点是均衡地呈现了性官能障碍的躯体和心理原因。同时，当大多数著作将注意力放在躯体原因上面时，本书成功地给了读者一个真正的均衡概述，内容通俗易懂，案例研究贯穿全书，并对要点作了比较好的说明。最后，本书的第一作者 John P. Wincze 是世界知名的临床医生，人类性行为领域的研究者。他的写作主题异常清晰，这是提高性功能的一本极具可读性的权威著作，每一个有性困惑或性困境的人都应当阅读它。

Raymond C. Rosen 博士

精神病学教授

性和婚姻健康中心

新泽西医学院，新泽西健康科学学院

罗伯特·伍德·约翰逊医学院

致　谢

非常感谢 Michelle Barchi 为本书的出版所提供的所有帮助，她一直热情而又不厌其烦地对书稿的文案反复修改。我们也要感谢 Chris Gordon，他审查了早期的书稿，并提出了富有见地的意见，在他的帮助下形成了最后的文本。最后，我们还要表示感谢并送上感激的是 John Winczes 的行政助理 Sue Paquette，他们的幽默和支持帮助他度过了一起工作的许多岁月。

真诚的感谢心理学出版社，特别是 Aurelio Prifitera 博士和 Sandra Prince-Embury 博士，他们的支持使本书得以出版。项目负责人 Sandra Prince-Embury 博士为确保本书的科学精确和自助手册的临床使用，给予了诸多支持和帮助。心理学出版社主席 John R. Dilworth 和执行副主席 Joanne Lenke 提供了重要的行政支持。真诚地感谢分析师 Raelynn Alvarez 和 John Trent；监督编辑 Terri C. Traeger；咨询编辑 Cynthia Woerner 和设计师 Javier Flores，他们在《提高性功能：自助手册》最后成书阶段作出了很多努力。出版经理 Jo Boulet 对本书也做出了贡献，在此一并感谢。

1996 年 12 月

目 录

CONTENTS

目录

3

第一章

绪论

自助手册介绍

这本手册的书名是《提高性功能：自助手册》。读者可从书中获悉如何改善性功能和享受性愉悦。在人生的某些时候，几乎所有的男性和女性都会有导致个体挫折、紧张或抑郁的性功能问题。对一些人来说，性功能问题仅仅是一种短暂的、不愉快的体验，可以轻而易举地解决。但对另一些人来说，性问题可导致关系的破裂。性问题也可能导致其他问题的产生，伤害个体的自尊，使人焦虑和抑郁，以及其他与性有关的问题。如果你正在寻找性问题的解决办法，这本自助手册可帮助你解决问题并预防新问题的发生。我们推荐本书作为专业治疗的一部分。首先，你必须按照自助手册的建议去做，这样，你才可以获得使性生活愉快和满意的方法。

本书介绍了正确的性知识，揭露了关于性的常见的荒诞说法和误解。本书提供的知识可帮助男性和女性找到性问题的根源，提供解决的办法，并且还提出了一些消除治疗过程中的"绊脚石"的方法。

你有性问题吗？

单身者和已婚夫妇都会就性问题寻求帮助，这些问题从简单到复杂不一而足。但是，意识到任何问题都可能导致担心或抑郁，这是非常重要的。一些问题由于信息准确可迅速解决。

对于其他的一些问题，个体可能需要医学或心理学上的帮助。你的性生活可能令你忧虑、抑郁、苦恼或不能满足你或你的性伴侣。如果是这样，你可能有性问题。在两性之间，你所做的，可能不像你所认为的其他人那样，但这并不意味着你有问题。如果你和你的伴侣对性生活感到愉悦就没有问题。比如，一对夫妇一年做爱一次也许就感到十分幸福，而另一对夫妇可能每周做爱五次才感到满足。这两种方式都不是问题，除非是有人为此变得快快不乐。

性问题的一般类型

大多数时候，性烦恼以两件事情为中心。一是性行为的频率，二是性行为的类型。人们前来治疗是想改善自己或伴侣的一些情况，他们也许想改善性欲水平，也许想就性行为的类型和性的行为类别取得一致意见，也许想提高特定的性功能，如勃起、达到性高潮或射精。

男性前来治疗的最普遍的原因是勃起问题。勃起或勃起不坚比较容易观察。所以，男性及其伴侣通常能发现是否存在问题。有时，伴侣也许不认同不完全勃起。因为伴随着不完全勃起，个体阴茎不坚，但仍可以发生性交。由勃起问题可认识到，个体需要更多的关注来"矫治"。

另外一个常见问题是早泄。早泄问题常见于 30 岁及其以下的男性。需要康复治疗的原因有两个：一是持续发生，二是妨碍性快感。在一些极端的案例中，男性一被伴侣触摸就射精了。为此问题寻求帮助的患者多数是性交开始不到一分钟就射精了，另外一些人则误认为自己早泄，其实并不是如此，他们所认为的"应当持续多长时间"是不现实的。一对年轻人前来寻求帮助，原因是该女士认为她的未婚夫应当能够持续至少一小时。当了解到多数男性在性交开始 2～8 分钟后射精，她感到很惊奇。

勃起坚挺但存在性高潮问题的男性也会寻求治疗。这个问题不像勃起问题和早泄那么普遍。虽然如此，它也令有此问题的男性们心烦意乱。

一些男性会因自身或伴侣似乎没有性欲前来治疗。要弄清楚是否真的没有性欲是非常重要的。一般而言，个体可能会真的没有性欲，或者可能在回避性爱。真正的性冷淡必须具备两个条件：第一，即使有一位心甘情愿的、有性能力的、有魅力的伴侣在身旁，个体也没有做爱的冲动。第二，不存在其他性问题。

女性前来寻求帮助的常见原因是性情感不适的体验。一些案例表明，此类女性也许具有强烈的恐惧和焦虑的性体验，而另外一些案例中的女性则可能是轻微的不安。性不适可能产生于单一的问题，也可能伴随其他性问题产生，比如性高潮获得问题。有时，性情感不适与性冷淡很难区分。性冷淡往往伴随着性不适体验。反之则不一定，性不适并不总是意味着性冷淡。一位女士对性生活可能不积极，但她可能在性交开始时没有任何不适体验，甚至反而感到愉悦。不过，当性情感不适成为问题，这位女士就不会感到性愉悦了。不适的体验将会产生，性欲也会丧失。可以肯定的是，即使其他性条件是有利的，这种情况也会发生，而女性较男性发生这种情况会更普遍。

女性的性不适是出于躯体原因时也可寻求治疗。在极端的案例中，是由于阴道肌肉痉挛，阴道不能插入；在其他的案例中，阴道可插入，但会引起疼痛。

有的寻求帮助的女性，也许没有性情感或躯体不适的问题，但可能有如何达到性高潮的问题。

男女差异

在大多数文化中，人们对男性和女性的性期望存在差异，所以，在性态度上也有差异。男性集中倾向于性技巧，而女性倾向于性的主观意义。男性更有可能因为有性机会，别人也期望他们这样做而做爱。女性更有可能因感觉做爱。当然，这种性别差异并非总是如此。但是，它会造成男女之间的性关系问题。

性伴侣之间的差异

结婚 6 年后，W 夫妇前来寻求帮助，因为他们认为 W 太太对性不感兴趣。W 先生固执地认为应每隔一天过一次性生活。如果有一天没有过性生活，那么，就应该连续两天过性生活来进行弥补。W 太太则更多地受情感所驱，而非惯例，所以她每月真正全身心的投入仅仅是 4 次或者 5 次。当她选择投入做爱的时候，她感受到愉悦。W 先生不明白，为什么妻子不愿像他想的那样做，特别是当他发现她投入的时候，似乎也很享受做爱。他把她的行为定为"问题"。治疗开始的时候，她也接受这样的说法。

不同的性观念经常导致男女之间对于性问题的不同感受。当存在性问题时，男性经常感到自己完全被摧毁，有时甚至想自杀。许多男性经常说，感到自己再也不是"真正"的男人了，他们将自尊和性功能联系在一起。女性则对性问题有不同的反应，她们很少有自杀的想法，或有不是一个"真正"的女人的疑惑，当不能使性伴侣满意时，她们宁愿落泪、悲伤或焦虑。

当伴侣有性问题时，男性常说有被欺骗的感受，对于不能得到满足而充满愤怒。另一方面，女性则往往会有得不到爱和被拒绝的感受。女性感到被拒绝时会表示愤怒，男性也会因不能得到应得的或不能实现曾经的承诺而表示愤怒。

是什么导致了性问题？

影响性满意度的因素很多，男性和女性都必须明白这一点才能去理解性问题的本质。这些因素可能同生理、心理、情境有关。性问题多由一个以上的因素导致，把所有的指责归罪于一个因素是错误的、误导的、无益的。由生理因素导致性问题有直接或间接两种通路。直接通路是由于疾病、手术、外伤或药物而直接影响性功能，比如，糖尿病影响神经冲动和血流量，

而这对男女性功能非常重要；间接通路是影响个体感受的任何躯体因素，个体的体验影响自身的性功能。不过，这并不直接导致性问题的产生。比如，冷可使个体感到很糟糕，没有心情做爱。尽管如此，冷并不是使个体不能发生性关系的物理因素。

心理因素与个体的认知经历有关，包括性知识，也包括个体的情绪、恐惧、态度以及性技巧。

情境因素是外在的因素，包括时间、地点以及性伴侣的观点。比如，一对夫妻的工作安排可能非常不同，因此彼此在一起的宝贵时光很少。个体也许会有一个存在多种医学问题的伴侣，这些问题使伴侣对性的兴趣很小。

导致问题的因素

案例 2

C 夫妇已经结婚 22 年。C 先生曾是一位成功的商人。当他因勃起问题前来寻求帮助的时候，他事业失败，患肥胖症、糖尿病已经 10 年。C 太太在家忙于照顾两个儿子（一个 16 岁，一个 20 岁），没有出去工作。比如，她一直给小儿子做早餐，直到他能够自己做；清晨 5 点半开车送他去练习曲棍球，直到他获得驾驶员许可证。

C 太太受过严格的宗教教育，从未谈论过性。结婚时没有性经验，她说自己结婚以来从未享受过性乐趣。

C 先生的勃起问题是一个例子，有多方面的原因。糖尿病是一个直接的躯体因素，肥胖是间接因素，它们都影响自尊和性欲。为事业失败而担忧也许是心理因素，阻碍他享受性。一些情境因素也对 C 先生的勃起问题产生影响，比如妻子不喜欢做爱，没有性经验，忙于照顾孩子（而不是自己的丈夫）。

男女双方需要相互理解，这是性问题的另一个事实。性问题的当前原因不一定是最初的原因。比如，男性试图做爱但第一次勃起遭遇失败，也许是因为喝醉了酒。勃起失败使他感到困窘。于是，即使在不喝酒时，他也担心这种状况是否会再次出现。当前的问题是由于对过去问题的过分担忧所引起的，即使最初的原因仅仅是那一夜喝醉了酒。

你是否适合这本自助手册？

本书中的大多数问题和帮助与个体的性偏好关系不大。本书是为那些被此书吸引的异性或同性伴侣而写的。迄今为止，我们已经谈论了常见的性问题及其类型，谈论了不同性别对性问题的差异，以及引发性问题的原因。然后，你可以询问自己一些问题，"这听起来像我（我们）吗？""通过这本书，我（我们）的问题能得到解决吗？"

这里还有一些其他的思考题：你逃避性关系吗？你为你的性关系心烦或不快乐吗？你对你的伴侣因性问题而生气吗？你的伴侣因你的性问题而对你生气吗？你想过自己没有吸引力吗？你感到自己性经验不足吗？你对性生活感到不熟练或不踏实吗？如果你对任何一个问题回答"是"，那么本书就会对你有所帮助。如果当前你正在滥用酒精或药物，它可能不会有帮助。在性问题成功治愈之前，滥用酒精或其他药物的问题必须得以解决。

你能从本自助手册中得到什么？

不管当前你是否拥有稳定的性伴侣，本书都可以为你提供帮助。你期望从本书中获得什么？研究表明，性问题的治疗是非常有效的（更多的信息见书末"阅读建议"）。每个人的案例都是独特的，无法保证问题会完全治愈。然而，本书可以帮助那些有求助动机的人。至少，你可以了解导致性问题的因素，可以获悉提高性满足的方法，也可以学习如何设定现实目标，以及怎样从性生活中获得更多的快乐。

你也许会有一个同你一起解决你的性问题，但没兴趣或持反对态度的伴侣，如果这样，本书也许对你没有帮助。如果你有破坏性的婚姻问题或正考虑离婚，效果也同样是如此。然而，如果你正处在婚姻问题的治疗之中，本自助手册则可以作为治疗的一部分。

和治疗师一起使用本自助手册

自助手册是在专业治疗师帮助下使用的，你和你的治疗师决定治疗的特定频率或类型，对于那些非常情绪化的或者难以私下处理的争论，治疗是非常有帮助的，一些伴侣只有在治疗中才能处理争论。在家庭中，对某些问题，他们或者避免，或者为此非常烦恼。比如，性问题也许与伴侣的不忠相联系。在家里单独谈论这样的问题可以迅速导致情绪爆发，这种讨论方式没有任何帮助。治疗师可以以一种建设性的方式利用情绪来帮助处理这些问题。

通常，在一起已经有一段时间的夫妻似乎有许多渴望讨论的问题。但是，当他们讨论一个问题时，经常会出现其他问题。若一次提出的问题太多，夫妻可能最终不能解决任何问题。治疗师可以帮助夫妻二人沿着一定的途径，在进入下一个问题之前解决现有问题。同样，大多数夫妻和个体很难处理自身的性问题，原因是没有公开和充分地讨论过性生活。强烈的情绪、少得可怜的沟通会使事情雪上加霜。基于以上原因，对那些正在解决性问题的人来说，治疗师是非常有帮助的。

本自助手册的主要目录

本书共包括 12 章，每章都提供了彼此支持的特定的性技巧。所以，新的章节会询问你是否应用了前面所学习的技巧。尽管本手册如此设计，但你也可以跳过你没有问题的章节，选取适合自己的那部分。

每章的最后是复习，可帮助你判断是否已经从本章中了解到了重要的信息。如果你认为还没有记住这些信息，就应该重新温习。这一点非常重要，因为每一步都是建立在前面所掌握的知识基础之上的。如果你确信已经掌握了这些材料，就可以继续后面的章节。同样，每章的最后都有特定的练习，我们设计的这些练习经过了成百上千人次的临床实践。证明是有效的，

你的计划是否成功依赖于做这些练习。

本书分成三个部分。第一至四章是基础部分，讨论两性性行为的发展、常见性问题的类型及其反应方式，提供理解和评估特定问题的资料。

第五至七章描述两性性问题的性质，目的在于帮助个体全面了解问题的最普遍的原因。问题常常来自多个因素的综合作用，当你清楚了这些因素，就为本书的最后部分做好了准备。最后部分可通过特定的治疗方式帮助你克服性问题。

第八至十二章的重点在于对具体性问题的治疗和预防。该部分的绝大部分知识可适用于所有的性问题。

第二章

了解你对性问题的反应

在本章中，你将了解到：错误的性观念和错误的性知识是常见的。这些错误的观念可以使个体感到不满足，也可以导致性伴侣之间的问题。人们可以相信某个错误的观点很多年，一个主要的原因是大多数人害怕或羞于询问有关性的问题。本章以及最后的练习将提示一些常见的关于性的错误见解，它们可以帮助你开始讨论性问题。

你可以用工作表 2.1 罗列出你曾深信不疑，而现在明白其不正确的关于性的荒诞说法，也可以列出你不确定的性信念，然后将这些内容同你从本章以及后面练习中学到的内容进行比较。

男性对自身性问题的反应

大多数文化对男性和女性在性方面的期望持双重标准。传递给男性的信息是他们每次都应当"性"致盎然，而女性则应当压抑性欲。从第一章中我们得知，这些不同的标准导致男女之间对性问题的反应方式非常不同。男人们总期望自己性欲十足，当他们得不到满足时，他们会产生毁灭感。当他们感到羞耻或毁灭时，大多数男性会回避性或孤立自己。有些男性会立即作出这样的反应，特别是在勃起失败的个案中。有伴侣的男性可能回避性，他们通过与伴侣在不同的时间睡觉或不示爱来做到这些。通常，男人们会想，"我不想开始我不能完成的事情"。

单身男性可能避免约会。他也许会想，"我不想使自己陷入一种尴尬或羞辱的境地"或"我不能约会，直到能确保自己功能完备"。但可悲的是，回避性问题却总会带来更多的问题。

一些有性问题的男性可能会通过在不同的情境或与其他性伴侣做爱来"考验"自己的性能力。男性可能会以不同的方式考验自己，他可能会自慰或看色情杂志，也可能试图与妓女或新的性伴侣进行性爱。但许多男性发现，尽管如此，在其他的情形下，问题也仍然存在。即使问题全是心理的，"作业压力"仍然巨大。那些压力破坏了也许有帮助的新情境中的任何事情。在第五章我们将谈论性的积极因素和消极因素。

总之，许多有性问题的男性往往会回避性问题，有的更是会立即开始回避性生活，而其他的一些则会在尝试考验之后开始回避性生活。大多数男性认为，在其他的情境中验证自己的性能力会好一些。可悲的是，男性经常将"作业压力"带入这些情境中，结果又再次失败了，这些失败使他们感到更大的不满足。

我们不建议你去考验自己的性功能，尽管决定是否考验或怎样考验是个人自己的事情。我们认为，当男性考验自己时，会带着与伴侣做爱时所感受到的同样的压力。当你关注性快感而非"做"时，性"工作"才会感觉最好。同样，有些和主要性伴侣有性问题的男性，在面对与他人成功的性生活时仍会找不到价值感。这是因为，他们认为男性应当始终做好性生活的准备，并一直能作出反应，即使这些成功无法被"计算"出来。

男性对性伴侣性问题的反应

当伴侣有性问题时，男性的反应方式可能有很多。男性如何反应视性问题而定。一些人可能很难注意到问题，其他人则可能因此愤怒。有些男性有可能不会注意到这个问题，是因为他们不希望妇女乐于性交。只要男性能完成性交，性将在毫无怨言的情况下进行。有些男性对我们自夸，他们的性伴侣"随时待命"或"从不拒绝"。这样的关系可能使女性不满意。当她的性伴侣想要性交时，女性每次都在"状态中"是不太可能的。女性没有"性"致，没有获得性高潮，以及没什么愉悦感，对这些，男性或许没有留意。

有些时候，性生活频率变得越来越少或停止是因为伴侣的性问题。在这些案例中，男性往往反应为愤怒或不信任，特别

是当他把性看作其性伴侣承担的义务的一部分的时候。在一些情况下，这种愤怒可能导致性虐待，或"要在其他地方得到满足"的威胁。

女性对自身性问题的反应

同男性相比，女性更有可能把较小的性行为问题看作麻烦。有时，一位女性的性问题非常严重，导致疼痛或心理应激，从而使其经常回避性生活。然而，即使在这些情况下，女性也很少想到自己缺少女人味。

有性问题的女性常常会无法唤起或回应感情，她们（和男性）相信，一旦男性的性欲被唤起，他必将"一路走下去"。男性伴侣甚至可能因此愤怒，并且说，"不要做，除非你能完成"。这些信念和态度只会使问题继续，而对问题的解决没有帮助，同性恋伴侣关系却不是这样。当一方有性问题，避免一切身体接触的这种情况不太常见。在大多数情况下，同性恋伴侣关系中的女性并不会持全有或全无的性观点。

女性对性伴侣性问题的反应

首先，对伴侣的性问题，女性往往出现创伤、愤怒和不信任反应。她可能想，"我的伴侣有性问题，是因为他或她和别人纠缠在一起或被迷住了"。也可能想，"我的伴侣有性问题，是因为他或她发现我不再有吸引力了"。这些想法可能会出现在与男性的伴侣关系中，也可能出现在同性恋伴侣关系中。只要持任意一种这样的想法，就更有可能出现创伤和愤怒的反应。

不安全感和误解可导致性问题

案例3

E夫妇因E先生勃起问题前来治疗。他们结婚已经7年，

E先生53岁，太太35岁。E太太对先生的性问题非常心烦，指责丈夫没有发现自己的吸引力，并断言：正常人总会做好性生活准备，并能一直保持性功能。

E先生说，他被太太深深地吸引，自己并没有对另外一个女人感兴趣，或被其他女人缠住。他描述说，妻子是一个非常没有安全感的人，需要他作大量的保证。尽管她有吸引力，但她经常因为性生活而给他压力，当他"不在状态"时，她就会贬低他。

E太太说，男人一旦结婚，就不能被别的女人所吸引。同样，一旦结婚，就不能自慰。当周围有其他女性的时候，E太太就会仔细地观察，以判断丈夫是否被她们吸引。

E太太有不安全感，并对性有误解。这两点导致了这对夫妻的性问题，并使问题得以持续。E太太的这种性信念并不罕见，治疗师们已经遇到过很多类似的信念。这种信念是E太太从以前的短期关系中习得的。多数时候，短期关系的焦点在于性愉悦。这个焦点可能会掩盖干扰性活动的许多因素。在长期的伴侣关系中，夫妻必须付出更多的努力用来树立"性产生愉悦"的信念。

电影、书籍、杂志也维持了这样的信念：不管怎样，男人都有性能力。他所需要的只是一个有意愿的伴侣（或者像《飘》中那样的一个"难以企及"的伴侣）。许多电影中的男主角已经展示了这一点。他们表现得"性"致高昂，即使是在经历了会打垮大多数男人的事情后。所以，E太太的想法似乎有大量的信念支撑，而她的知识和过去的性关系并没有为长期的性关系所发生的变化做好准备。

E太太认为E先生在婚后不会被其他女性所吸引，这种信念是毫无缘由的。被他人吸引是人的本性，这是躯体结构的一个部分，它在大多数人身上会延续终生，不管结婚与否。但在婚姻中，个体不能对外面的吸引力有所回应。但是，对男女双方来说，吸引力本身是自然的，可以理解的。

练习：你的性信念是什么？

大多数人觉得讨论性和特定的性问题很难启齿。一些夫妻

可以带着性问题生活多年，当他们出现回避、愤怒和创伤反应时，也从不直接谈论他们的性问题，许多这样的感受和反应来自错误的性观念和性信念。阅读附录 A "常见的性荒诞说法"，可帮助你更轻松地谈论与性有关的事情，帮助你了解自己的性信念。在你和你的伴侣阅读附录 A 之后，可以相互进行讨论，为讨论设定特定的时间非常重要，这段时间在任何情况下都不能被打断或心有旁骛。你可以拔掉电话，关上电视，让孩子上床睡觉，以此来创建一个好的谈话环境。讨论应聚焦于每个人所持的信念，以及它是如何获得和保持下去的。练习的一个目的是使性易于讨论，另一个目的是帮助你了解你自身以及伴侣的性信念。练习不是证明谁对谁错，而是为了实地调查，要努力避免争论。在对照完附录 A 的清单后，你的性信念的清单是怎样的呢？

复习

判断对错，在你认为正确的选择下方画线。答案见附录 B。

1. 无论男性或女性，自慰是性生活有问题的标志。

对　错

2. 和一个有吸引力的、有性意愿的伴侣在一起时，男性应当一直能勃起。

对　错

3. 对男性和女性来说，对性问题最通常的反应是回避性生活。

对　错

4. 通常，有性问题的女性会通过"考验"来探究，性是否在其他情境中"正常工作"。

对　错

5. 如果一个男人或女人不能做爱，那么夫妻双方最好避免所有的用来表达爱意的躯体接触。

对　错

工作表2.1 性信念

现在明白的不切实际的性信念：

1. _____
2. _____
3. _____
4. _____
5. _____

不确定的性信念：

1. _____
2. _____
3. _____
4. _____
5. _____

第三章

了解性行为

这里，我们会谈谈个体生活中影响性行为模式发展途径的一些事情，更重要的是，你要明白，为什么你会采取这样的途径。利用工作表 3.1，写下生活中可能已经影响你的性行为模式发展的重要的事情。"性行为模式发展"意味着许多东西，包括你的躯体感受如何，以及性的舒适性如何，也包括对你产生性吸引的人的类型。最终，你会意识到应如何进行性行动。

如果你对工作表 3.1 中列出的任意一个问题回答"否"，那么请写下为什么。你的回答将帮助你明了你的性行为模式发展的途径。你的答案也将会用于本章后面练习的一部分。

性行为模式是如何形成的

思考两性之间感兴趣的事情、两性之间的行为方式之后。你是否曾为自己和你认识的其他人不同而惊奇？为什么你被某一类型的人吸引，而其他人却不会？为什么有些人完全放心地拥抱，轻松地表达其他感情？为什么其他人完全不喜欢被触摸？为什么有些人在性活动中喜欢被粗暴对待，而其他人喜欢一种缓慢、温柔的亲近？你的性行为方式和吸引你的人构成了性行为模式的一部分。本章中，我们将集中于性行为模式如何发展，以及为什么发展来进行阐述。了解了这些，你将更好地明白，为什么你和你的伴侣（如果有的话）会做出这样或那样的举动。这样，你就能接受而不去评判其他人与你不同的性方式了。

影响你性行为以及性兴趣的一些事情可能是遗传的。比如，一些基因可决定躯体如何反应，其他基因可能影响了你的协调

性以及身材和体型。另一些基因决定了你注视人的方式。这些因素至少部分地影响了你的性技巧和性表现，当然，这些遗传因素不是随意控制的。你在生活当中所学习到的关于性的东西很大程度上决定了你的性行为和性兴趣。你在成长过程中的耳闻目睹，从直接经验中的学习，这两者在很大程度上决定了你的性行为模式。所以，你的性行为和性喜好的大多数方面来自你所了解到的知识。

童年经验

两岁或三岁之前的儿童，认同自己是男孩或女孩这种行为，称为性别认同。性别认同不同于个体所扮演的性别角色。性别角色是该性别的典型行为和活动，因此，男性比女性更有可能成为建筑工人，女性比男性更多地成为秘书。这些角色并不典型。性别角色与性别认同是分开的。在大多数文化中，性别角色的概念也越来越变通。

童年经验对性别认同和性别角色两方面都有非常大的影响。从出生开始，父母和生活中的其他成人为你作为男孩或女孩提供参考，以某种方式按性别适当地对待你。男婴经常被视为"强健"和"有力"，女婴则被视为"漂亮"和"优雅"。专家相信，这些信息有助于塑造我们作为男孩或女孩的性别认同。另外在生活中发生的许多事情有助于塑造性别角色，首先是周围所见到的成人所扮演的角色，其次是鼓励孩子玩耍的玩具，再次是所获得的未来社会角色的信息。

作为一个孩童，你还习得性取向，取向于同性或异性。每个人指向于性别的强度是不同的。有些人对男性和女性都有取向。当一个人对男性和女性都有取向，就称为"两性现象"。有了性取向并不意味着将按取向行动。人们的性取向只针对男性或只针对女性，或双取向。童年经验塑造性取向，但专家们仍然没有确定性取向是由哪种经验塑造的。

作为一个孩童，你也学习性行为。这就意味着在性活动中，你将如何表达自己，孩提时代所学到的知识会影响性行为的频率和性活动的进程，也影响你在有性接触时的表现。性行为的要素之一是性舒适程度，它也受多种因素的影响，如性态度、

性知识、成长中的经验等。比如，有些父母给予孩子性"警告"，与此同时，却没有告诉孩子，性也是有益的、可享受的，这样就使你在成长中不能轻松地感受性，直到获得父母之外的正面的信息来源。大多数父母跟孩子谈论性有困难，因此，在成长中，人们对性的了解来自多种途径：朋友、电视和电影以及父母的行为。

也许你从没有看到父母彼此示爱，作为孩子，也许你从没有感受过爱，如果这样，你也许就没有感受到爱的舒适，比如成人般的触摸和拥抱。另外，不好的经验，诸如性虐待和非个人意愿的性接触，也会影响性生活、性态度以及性行为方式。

非自愿的性行为及其后果

案例 4

H 夫妇因性问题前来治疗时已经结婚 10 年了，他们都很有魅力，受过良好的教育，并深爱着对方。问题是 H 太太对性交前的任何爱抚都非常不安，尽管她很享受性生活。她不喜欢抚摸丈夫，也不喜欢丈夫抚摸自己。在婚后头几年，她曾很喜欢抚摸和性交前戏。后来，事情发生了变化。现在，H 夫妇 30 出头，而他们的性生活却渐渐成为争吵和不快乐的来源。

背景回顾显示，他们都来自温暖、充满爱的家庭。可悲的是，H 太太有一个表哥，多年内迫使并欺骗她发生性行为。这种非自愿的性经历不断重复地发生，包括爱抚和自慰，但不包括性交。这种重复的、非自愿的性活动很可能导致她婚姻中性前戏的不快。结婚初期，爱和兴奋战胜了过去的不良体验。后来，当夫妻间的性生活成为例行公事，就容易被旧有情感伤害所取代。

我们不能把 H 太太孩提时所经历的事件与多数孩子所经历的一般的性游戏混淆起来，同年龄段的孩子以各种方式做类似性活动的游戏是常见的。事实上，男孩和女孩、男孩和男孩、女孩和女孩常常抚摸、注视、拥抱和接吻。这些行为（特别是6 岁以下）没有一点害处，也不会被惩罚。H 太太的童年经验与此是截然不同的，并且是有害的。表哥欺骗她重复地做这些事情，使她非常不安。同孩子正常的游戏不同，她所经历的不是她所希望的，也不是自愿的。

青少年期性经验 --

　　青少年时期对很多人来说是困难的时期，是我们生命中了解自己、开始越来越独立的时期。青春期是青少年时期（或童年晚期）最重要的阶段。在这个阶段，男孩和女孩的生殖器和腋窝会长出毛发。女孩的乳房开始发育，月经来潮（有周期）。男孩经常勃起和夜间遗精（"梦遗"），嗓音加重。这些变化非常明显。男孩和女孩都开始感受到性别特征。因此，男孩和女孩开始互相吸引，并注意其他的被自己所吸引的青少年。

　　对有些人来说，青春期是一个灾难。有些父母不理解孩子所经历的性变化，有这样的父母，成长会令人十分心烦。一位女士告诉我们，当她 11 岁的时候，母亲用力地抱住她，而父亲给她示范戴文胸。她的父母从不介绍关于青春期的一些事情，他们仅仅认为不戴文胸是无礼的。一位男士告诉我们，他的母亲会冲进浴室，看他是否在自慰。

　　青春期也可能会因其他青少年而很难熬，很残酷。身体的变化可能会带来来自他人的不必要的凝视和戏弄，结果使青少年感到不安全、不自在。同时，青少年往往还会出现低自尊。所有的这些使青少年不愿做任何社会性的或有关性的活动。

　　对我们中的许多人来说，第一次性经历发生在青少年期。家庭、文化、宗教的教导指导你对性冲动采取行动或不采取行动。性行为的机遇是一个因素，自尊和身体舒适感也是一个因素。所有这些因素影响着你是否会创造性机会，以及是否有所行动。

　　在青少年期，个体会变得十分不自信，十分脆弱。也许会觉得自己太胖或太瘦，也许会觉得自己太高或太矮，也许纠结于脸上有痤疮，所有的这些都可能对个体产生深重的影响，导致个体严重缺乏安全感、低自尊，这时个体还可能回避社会接触和孤立自己，远离性探索，维持低自尊。当获得性机会而进一步行动时，他们往往会把焦点放在应如何做上，并担心是否能够避免做那些被拒绝或失败的事情。这个焦点往往是导致性问题的第一步。

18

自慰和性幻想

人们在孩提时或青少年时期常常开始自慰和性幻想。大多数时候，自慰是正常的，对有些人来说，如果自慰变得过度，那么就会干扰个体的生活。对大多数人来说，它是宣泄性能量和摆脱性挫折的一种方式，无论如何也不会导致问题。它可能贯穿一生，即使个体处在充满爱的、成人的关系中。

大多数人在自慰的时候会使用性幻想。这些性幻想通常是个体能够想到的最具有唤起作用的影像。但它们仅仅是幻想，而不是真正要做的事情。如果超越法律或道德来思考，性幻想是完全正常的。性幻想不是问题，做不被接受的事情才是问题。

性幻想对青少年来说是重要的，这是性行为练习的一种安全方式。然而当性幻想很怪诞时，青少年可能就会为其忧心。大多数青少年并没有太多的性经验或性知识。因此，他们也许会认为想入非非的关于性的白日梦是不正常的。人们很少公开谈论性幻想，即使是和最好的朋友。因此，个体可能因性幻想而变得焦虑。很少有人谈论这些话题。所以，对年轻人来说，要实现和许多人一起分享性的想法还需要很长的时间。

到青少年末期，多数人已经有了和某人的性经验。有性行为或没有性行为并没有正常或异常之别。但可以明确的是截至个体成人的时候，性模式已大概确立。性舒适度、喜欢或不喜欢的性行为已确立，吸引你的人以及你的性自信也已确立，所有的这些都会被带到成年后的性生活中。

成年期性经验

多数人不谈论性。因此，当他们长大成人后，在青少年期就发展起来的性恐惧和性误解仍会伴其左右。在成年人的两性关系中，这些恐惧和误解可能导致问题的产生。在青少年的关系中，当问题出现时，青少年可能只需移情别恋就可以解决它们。这样，青少年就消除了任何解决问题的需要。

要使忠诚的伴侣关系保持健康，夫妻必须解决与性有关的冲突和问题。可悲的是，许多人并没有做一些本需要做的事情，也

第三章 了解性行为

19

不具备舒适的环境或知识——鉴定、讨论及解决性问题。结果导致仅仅在婚后几年，问题也许就会出现。H夫妇的案例就是这样。

性恐惧

案例5

因为J太太有严重的性恐惧，J夫妇前来治疗。J太太对性十分恐惧，甚至不能提到阴道和阴茎。与前面H太太的案例不同，J太太过去没有性虐待的经历，她的恐惧是在其他事情上发展起来的。她由对她保护过度的父母养大，他们对生活中的许多方面怀有恐惧，非常道学，他们公开指责性生活中必须做的一些事情。J太太的姐姐未婚先孕，家庭的反应是好像姐姐已经去世一样。J太太便成了一个"好"妹妹。她否认性，而她自己却不知道。她不能从镜子中看自己的身体，不喜欢抚摸和被抚摸，她认为这些都是不好的行为。

虽然这样，在婚后的几个月内，J太太还是很喜欢性生活的。然而，不久后，她就开始退缩并回避性生活。J先生感到被拒绝而愤怒。进行治疗是帮助J太太明确性生活不适的根源的唯一办法。然后，她的问题被重视并得到治疗。许多人期望结婚时自己的性问题就会解决，其实不是这样的。相反，问题的存在导致个体在婚内退缩，回避性生活，并最终可能导致婚姻或关系的终结。

有时，成人伴侣的问题来自其他的原因。一个原因是夫妻对性有不同的期望和信念。每个人都必须明白其他人的性期望和性模式不同于自己。同伴必须明白其他的一些事情。这些差异是一般的、正常的。在多数情况下，差异是不严重的。同样，夫妻可通过反复试验进行调整。当存在严重差异时，夫妻就需要做其他的一些事情，他们要将差异看作差异，而不是判断其正确或错误。当行为被评价为正确或错误的，伴侣相互指责时，争论就会产生了。

很多时候，成人性技巧的提高来自儿童期和青少年期所习得的性模式，很少有人能完全改变性模式，但可以在模式中学习新行为。在大多数时候，他们不会产生全新的性兴趣。

下面是本章中的关键术语。表 3.1 是影响性行为模式发展的重要因素概要。

性行为模式的发展的关键术语

性别认同——我们所持有的自己是男性还是女性的信念。

性别角色——我们所持有的被认为是常态的、合适的、普遍的适合某一性别的态度和行为。

性行为——如何以性的方式行动。

性模式——伴随性唤起或性情趣体验的反应方式,包括吸引我们的人的类型以及我们喜欢的行为。

表 3.1　影响性行为模式的发展的重要因素概要

人生阶段	正常的性行为模式发展	本阶段的潜在正面影响因素	本阶段的潜在负面影响因素
婴儿期和儿童期 (0~12 岁)	性别认同为男性或女性。 个体自身的生殖器和躯体探查。 关注探索同龄孩子的身体(6 岁以前)。 开始感受性。 开始自慰。 开始性幻想。	给予性知识和性指导的父母。 来自父母言语和躯体的爱。 来自父母的对性欲和身体的肯定以及再肯定。	被迫或自愿的与年长者的性经历。 缺乏来自父母言语和躯体的爱。
青春期或青少年期 (13~19 岁)	身体变化(青春期)。 性行为模式的牢固确立。 双方自愿的初始性经历(包括或不包括性交过程)。 继续自慰。 继续性幻想。	给予性知识和性指导的父母(尤其针对青春期和性感受、性行为)。 来自父母言语和躯体的爱。 来自父母的对性欲和身体的肯定以及再肯定。	被迫的或令人苦恼的性经历。 对身体变化的有辱人格的、嘲弄的评论。 缺乏父母的性指导和支持。 与同伴疏离。
成年期 (20 岁以后)	开始两情相悦的性活动。 探索性活动的变化,包括个体性模式在内。 继续自慰。 继续性幻想。	易于交流的具支持性的性伴侣。 了解处理任何性担忧或焦虑的准确的性知识和性指导。	一个持有顽固、死板的"正确"或"错误"性观念的非支持的、批评性的伴侣。 被迫的或令人苦恼的性经历。

练习

　　本练习将帮助你更好地理解使你性感的一些东西。在第二章中，你开始学着如何就性进行交流，本练习也将帮助你在这个范畴内继续提高。我们建议，用第二章中的相同规则，确保自己与伴侣有私密的、有质量的共处时间。同样地，设定一个你和你的伴侣都很放松、不会被干扰的时间。本次练习焦点是过去的对你性行为好的或不好的影响，包括来自童年和青少年期的好的或不好的影响。谈论性别认同和性别角色中必须处理的议题，包括影响性取向和性模式的一些问题。讨论可能会持续相当长的一段时间。

复习

　　判断对错，在你认为正确的选择下方画线。答案见附录 B。

1. 遗传因素对个体的性发育有最强烈的影响。

对　错

2. 性取向是指那些使你性唤起或使你兴奋的事物。

对　错

3. 有性幻想，想入非非，是正常的。

对　错

4. 对已婚的人来说，自慰是不正常的。

对　错

5. 如果你和你的伴侣在某些时候曾共同享受性爱，而现在却不是如此，那么这就意味着你们不再相爱了。

对　错

22

工作表 3.1　影响性行为模式发展的因素 ....

1. 你的父母是否相互表达爱意？　　　　　　　　　　　是　否
2. 你的父母是否向你表达爱意？　　　　　　　　　　　是　否
3. 你的父母是否给你提供了正面的性信息？　　　　　　是　否
4. 你是否一直有正面的躯体意象？　　　　　　　　　　是　否
5. 你的第一次性经历是否愉快？是你自己选择的吗？
　　　　　　　　　　　　　　　　　　　　　　　　　是　否

第四章

影响性功能的医学因素

直接影响性功能的疾病

有的疾病对机体性功能有直接的影响，它们会影响血流量或性器官神经冲动的速度。而其他的一些疾病也许对性的自然进程没有直接的影响，但是，它们会通过使人感到缺乏性兴趣而产生间接的影响。

糖尿病、心脏病、癌症以及多发性硬化是最常见的对性功能有直接影响的疾病（更多信息见书末"阅读建议"）。这些疾病妨碍生殖器的血流量，或使神经冲动速度变缓。通常这些疾病的影响是随时间慢慢显现的，会持续几个月甚至几年的时间。男性通常首先注意到的是勃起不坚硬，女性首先注意到的是阴道不湿润和达不到性高潮的困扰。影响可能并不总是缓慢发生的，疾病的冲击也是不均匀的。有时候，个体的性功能似乎正常；在另外的时刻，则可能不能让人满意。

有些事情在性生活过程中"不工作"仅一次，男性和女性就会很担忧，他们就密切关注下一次性生活。这种担忧和否定的密切关注甚至能导致更多的性问题。于是要想找到问题的确切原因会很困难。因为躯体疾病或心理因素其中任何单独一个都不会影响性进程，它们一起作用则能引发问题。

男性确认自己的勃起问题主要是因为疾病因素只有一种情况。那就是在任何情况下，他都不会勃起，也就是说，当他睡眠、自慰或看色情电影时，也不会勃起，无论跟不同的性伴侣还是跟平时的性伴侣在一起，都不会勃起。

有些躯体损伤会妨碍性功能，如脊髓损伤。手术操作也会影响性功能，若某些神经在手术中被切断，这种情况就会发生。如果是手术原因引起的，那么性功能丧失会立即发生，而且大多数是全部功能的丧失。

间接影响性功能的身体问题

身体问题有时也会使你的性生活不能达到最好状况。许多疾病和身体状况可能会使你不想性交，这是因为你的感受方式或因为疾病对自信的冲击造成的。比如，一丝寒冷也能驱散一个人的性欲，因为寒冷使你感觉糟糕。同样，皮疹和超重能使你感到自己缺乏吸引力。如果你感到缺乏吸引力，你就可能不喜欢和某人发生亲密关系。使人丧失自信的身体因素可长时间地影响性生活。过分肥胖和青少年时期的严重痤疮就是实例，它们可导致低自尊、社会退缩的模式。这种效应往往和性信心的缺失相联系，还可能会延续到作为成人所拥有的性关系中。

疾病和身体因素能影响性欲和性反应，这种影响可能是直接的，也可能是间接的，了解这点非常重要。然后，你就可以探究这些领域，尝试理解为什么你会有这样的性行为。

处方药

没有一种药物对每个人的影响都一样，这是了解处方药与性的关系最重要的事情之一。你不能预知哪种药会干扰性生活，哪种不会干扰。某类药物对服用它的许多人的性生活具有负面效应，而许多服用相同药物的人却发现服药之后，性生活改善了。

有关药物效应对性功能的控制的研究很少。在控制研究中，有些人服用真正的药物，有些服用伪造品（称为安慰剂），人们不知道服用的药物的药效，绝大多数关于这种药物效应的资料来自病人的报告。这些资料有些有一定价值，但不可全信（更多信息见书末"阅读建议"）。

同样，绝大部分针对性的药物效应的资料是关于男性的，而针对女性的资料很少。在针对男性的研究中，药物可导致不同的问题，有的不能勃起或失去性欲，有的与射精有关，使人射精很快或很慢。在针对女性的研究中，大多数研究集中于性欲问题和是否能够获得性高潮（更多信息见书末"阅读建议"）。

抗抑郁药物

多种处方药经常与性问题有关。抑郁在成人中非常普遍，大多数时候采用抗抑郁药物进行治疗。报告显示，这些药物对男性勃起具有负面效应，也会降低男性和女性的性欲。对男性来说，最普遍的问题是射精过缓或不能射精。对女性来说，是不能获得性高潮，这称为性快感缺失。关于这些药物的所有报告中也有好消息，即停药一周后，副作用就会消失（更多信息见书末"阅读建议"）。

抗精神病药物

抗精神病药物常用来治疗精神障碍，包括精神分裂症和妄想狂。已经有服用这类药物的男性和女性性问题的报告，这类药物的影响很难准确地确定。然而，报告显示，服用这些药物的人在服用其之前就很可能有性问题。即使如此，服用这些药物的男性经常报告射精问题，而女性经常报告性高潮问题。性问题通常在服用药物1~2周后出现，停药后消失（更多信息见书末"阅读建议"）。

抗高血压药物

用来治疗高血压的药物有许多种，这些药物有通过心脏减速或调节起作用的，也有通过血管的扩张和收缩起作用的。报告显示，这些药物影响男性最常见的方式有两种：干扰勃起或降低性欲。对性的药物效应的控制研究非常少。尽管这样，有一个看法广为流行：是这些药物导致了男人们的性问题。同样，有关女性性方面的药物效应的研究报告也非常少（更多信息见

书末"阅读建议")。

即使药物对性的副作用的研究能得到很好的控制，结果也不总是明确。男性勃起问题不会自动停止，事实上，有些人的勃起问题会因这些药物改善。记住有一个看法广为流行：药物有负面效应。这足以使男人们担心并导致勃起问题。

如果在开始服药后出现性问题，那么你应告诉医生，你们可以找另一种可控制高血压但又不会导致性问题的药物。在告诉医生之前，任何情况下都不要停药。还有其他的一些药物对性功能也有影响。刚才讨论的三类药物是最常见的，一些街头毒品对性也有副作用。

街头毒品和性功能

许多人相信街头毒品可使性功能变强，这是没有证据的。事实上，街头毒品更可能起妨碍作用。大多数资料通常仅仅是来自药物使用者的报告，而不是建立在可靠的控制研究上的。研究者将某药物使性功能变好的报告同药物导致性问题的报告作比较，然而药物使用者没有说明药物使用量，或同时服用的其他药物的量，他们的报告也不包括性经历。因此，这些资料仅是"教育臆测"。

大麻、可卡因、海洛因的性效应已经有过许多报告。各种类型的药物对性功能好或不好的报告都有（更多信息见书末"阅读建议"）。

好的方面，无论男女都报告，大麻使他们获得了更多的性快感和更激烈的性高潮。不好的方面，无论男女都提到性欲和性能力降低。大多数时候，不好的影响同长期服用有关。大麻的性效应研究已经聚焦在某一种男性荷尔蒙上。这种荷尔蒙是睾丸酮。大麻首先使睾丸酮水平上升，然后使它下降。而这种荷尔蒙对男性性唤起有非常重要的作用。因此，大麻对性反应有负面的作用（Buffum，1982）。

可卡因是对性反应有作用的另一种毒品，其效应无法预知。有男性报告，它使人本能地勃起，有些女性报告，它使她们获得频繁的、多重的性高潮。也有一些负面作用的报告，包括不

第四章　影响性功能的医学因素

27

能勃起、不能射精，以及不能获得性高潮。在那些使用可卡因的人中，没有可靠的反应，也没有这种药物影响性活动的控制研究。

海洛因是另一种有口述资料但没有研究报告的街头毒品。关于可卡因和大麻有好和不好的作用的报告。而几乎大部分的资料都显示，海洛因对性有负面的作用。有两种影响最普遍，一是男性和女性的性欲降低，另一个是男性射精延迟（Buffum，1982；Rosen，1991）。当海洛因的效果逐渐减弱，男性可能会过速射精。另外也没有海洛因改善性生活的报告。

酒精和性功能

酒精对性功能的影响更是取决于许多方面。一是饮用酒精的量，另一个是饮酒史，还有一个是个体的耐受酒量。了解酒精具有两种效果也非常重要，这就是急性（短期）效果和慢性（长期）效果（Buffum，1982；Laumann，Gagnon，Michael & Michaels，1994；Rosen，1991）。

对大多数男性和女性来说，饮酒使他们失去许多禁制，这是酒精的急性效果，这种效果使他们感到性欲增强。尽管性欲可能增强，但饮酒较多，性操作力也可能降低（Buffum，1982；Laumann et al.，1994；Rosen，1991）。饮酒对人性行为的影响因人而异，它取决于个体的耐受水平。对有些人来说，这水平可能是50ml；而对其他人来说，可能是500ml或更多。此外还可能有其他急性效果，如男性不能勃起；女性不能获得性高潮。有人报告，饮酒时他们会变得更加"好色"。有证据表明，这来自关于酒精的作用的观念，而不是来自酒精本身（Buffum，1982；Laumann et al.，1994；Rosen，1991）。

过度和长期饮酒对性有影响。即使当前不饮酒，长期饮用也可能会导致肝病和男性睾丸损伤，从而引起性问题。肝和睾丸是制造和再循环男性荷尔蒙睾丸酮的重要脏器，对男性十分重要。肝和睾丸的损伤常会导致荷尔蒙水平降低。在严重的病例中，荷尔蒙水平降低会使男性失去性欲，并引发勃起的问题，其乳房也会开始发育，出现男子女性型乳房。所有的男性和女

性体内都有雄性和雌性荷尔蒙，当睾丸酮水平降低到一定水平，雌性荷尔蒙就会取而代之。

饮酒的女性可能会有性高潮问题，它们也许有不规律的周期。这些妇女可能还会有怀孕问题。

许多滥用酒精和其他药物的男性和女性一旦停止滥用，经常会出现性问题。原因似乎纯粹是心理性质的。一旦个体放弃这些物质，他或她就会变得更关注其他事情。越注意，就越担心；越忧虑，也越敏感。因此，这类人会越警戒，越易于分心。因此个体的关注越多，就越在意表现，从而减少了乐趣，并因此更干扰性活动的进程。个体本来可能是用药物来治疗性问题，但一旦终止药物，问题仍然存在，个体就会更痛苦。

从酒精滥用或其他药物滥用中恢复的人，性问题通常是短暂的。并且，个体通常应和一个具支持性的伴侣一起来解决问题。用咨询师或治疗师的专业咨询来指导有些人度过这一过程是很有帮助的。

壮阳剂？

壮阳剂是被认为可以使人更加需要和享受性的食品或药物。有这样的东西吗？简单的答案是没有。人类一直在寻找使性生活更好的饮剂和药物。这些寻找吸引着那些希望克服自身性问题的人，也吸引着那些希望他人对性有兴趣的人。比方说，人们仍然认为牡蛎和地上的犀牛的角能改善性欲和性技巧。但到目前为止，这种想法仅仅使牡蛎和犀牛角数目减少了。人们没有获得任何食物、药物或维生素在性生活中有助推效果的证据。

应对影响性生活的医学因素

慢性疾病是长时期影响个体性生活的一个因素。慢性疾病要求个体在性生活中做出改变，在发现可接受的改变之前，个体不得不经历许多调整。大多数时候，个体停止性生活，直到痛苦和不适降低到他或她能忍受的水平。个体不但不得不调整

慢性疾病给生活带来的改变，也必须处理其他变化和后果，还需要改变生活方式或是处理好抑郁和焦虑。

慢性疾病对个体性生活的冲击取决于很多方面。一是在生病前如何得到性满足，二是在性接近时怎样变通。有一种普遍的拇指法则，那些有高质量的性生活且性思想开放的人在患病后也可能拥有满意的性生活。而有些没有高质量的性生活和开放性思想的人，他或她的性生活将更加糟糕。这种人更可能极少有性兴趣，或可能完全回避性。

性思想开放的人能更好地处理医学因素。这是因为他或她有更大的意愿，以多种方式去寻找性愉悦。认为性只是过程的人，当疾病影响过程时，将感到失望。没有其他方法获得性愉悦的人，应当尝试去发现新的方法。

探究其他获得性愉悦的方法始于判定为什么做爱，慢性疾病可能要求你改变做爱的方式，即使如此，你也仍然能享受性的功能——快乐、爱、信任、亲密，这是需要理解的重要的事情。比方说，爱抚性伴侣的生殖器在性交过程中也许没有终点。然而，它可给对方快乐、表达爱意和信任，以及使你们感到更加亲密。如果你愿意探索其他的性方式，就更可能从性活动中增加现已拥有的快乐。

练习

在本练习中，请使用工作表 4.1 记录你曾使用的物质，包括酒精、毒品及药物。也写下关于你的性生活是否因此增强或受干扰的感受。接下来，试着评价你的性信念的基础。当你使用这些物质时，效果是否一直相同？是否还有其他的一些对性有效果的因素？如果你有性伴侣，让其列一个相似的清单，然后讨论你们的清单。

复习

填写正确的答案或判断对错，在你认为正确的选择下方画

线。答案见附录 B。

1. 写出可以直接影响一个人的性功能的疾病名称。_____

2. 写出对性过程有间接影响的疾病和身体状况的名称。_____

3. 治疗抑郁的药物通常都和性问题有关联。

　　　　　　　　　　　　　　　　　　　　　对　　错

4. 食用牡蛎有助于性生活。

　　　　　　　　　　　　　　　　　　　　　对　　错

5. 研究表明，可卡因能帮助男性勃起更坚挺。

　　　　　　　　　　　　　　　　　　　　　对　　错

工作表 4.1　物质及其对性行为的影响

	物质	对性行为的影响
1.		
2.		
3.		
4.		
5.		

第五章

影响性唤起的因素

性唤起是如何发生的？

在男女两性中，性唤起是强的心理吸引力和躯体感受两者的综合。大多数时候，躯体感觉引起男性勃起，引起女性阴道潮湿。有足够好的或积极的性因素时，性唤起就能产生。它不是自动的过程。

事实上，并不是任何性伴侣和性愿望都可以引起性唤起。性唤起有点像睡眠，你越努力让它发生，它可能越不发生。许多因素对性唤起有效果，你必须清楚这些因素，来认识性唤起如何发生或为什么不发生。然后，你需要计算出正负比率。如果积极因素更多，性唤起就可能发生；如果消极因素更多，性唤起就可能不发生。

在性活动中，即使个体不情愿，其身体也可能被唤起，这种情形在性侵犯和性虐待过程中可能出现。受害者可能会产生唤起，甚至会有性高潮，但这并不意味着受害者喜欢这种经验，只是意味着有充足的，唤起受害者躯体的刺激。与性虐待相伴随的恐惧和愤怒，甚至可能会使唤起更强烈。这也是因为躯体感受恐惧、愤怒的方式与性唤起相同。所有的这些都可引发心率加快、血压升高和呼吸频率加快。虐待过程中受害者身体的唤起迹象可能会使受害者很迷惑。一些令受害者惊恐和排斥的事情可能也会唤起躯体。

影响性唤起的因素

许多因素会对性唤起有影响。一般将它们分为三类：一是生理因素；二是心理因素，或者说你是如何思考和感受的；三是与伴侣之间的问题有关的人际关系因素。

生理因素

影响性唤起的身体因素有多种，包括疾病和影响感受的躯体状况，也包括某些处方药、酒精和其他药物滥用。对任何一个人来说，疾病、药物或毒品对性的影响不能预知。有些因素，如某些处方药可能阻断大脑中的性冲动。其他的因素则影响身体如何起作用。生理因素会妨碍性过程，但它们不会一直这样，懂得这些非常重要。有些人甚至能够在身体因素不利的条件下进行性生活，他们能做是因为他们其他的性因素非常好。比如，一位有糖尿病的男性大多数时候可能有勃起问题，但在特殊条件下，如度假，就能实现良好的勃起。图5.1能帮助你更好地了解这一观点。

图5.1可帮助你了解积极的和消极的因素如何影响性生活。在性接触中，这些因素相互作用，使性生活良好或不佳。它们为促进性功能或抑制性功能而使天平倾斜。当然，这些因素的平衡可以发生改变。有时，这些因素会导致满意的性生活，有时，会导致令人不太满意的性生活。性接触的结果不应被视作要不一切都好要不一切都坏。性生活可以是好的，即使它不完美或不令人惊异。但是，某些消极的因素非常严重，以至于不能进行任何类型的性生活，它的发生同有多少积极的因素无关。例如，一个患严重糖尿病的男性患者，其阴茎血流量不足。在这样的情况下，即使被完全唤起，他也不能够勃起。

心理因素

心理因素也会对性过程产生影响。术语"心理的"可能不是

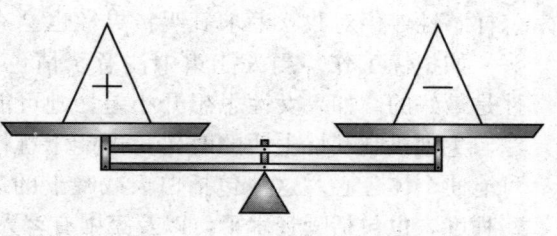

心理因素	良好的精神卫生	抑郁或创伤后应激障碍
	对性伴侣具有吸引力	对性伴侣缺乏吸引力
	对性伴侣的态度积极	对性伴侣态度消极
	性态度积极	性态度消极
	关注愉悦感	关注表现
	追求新奇	因循守旧
	良好的自尊	低自尊
	舒适的性环境	不舒适的性环境
	可变通的性态度	僵化、狭隘的性态度
身体因素	不吸烟	吸烟
	不过量饮酒	过量饮酒
	没有服用影响性生活的药物治疗	服用抗高血压（心脏病）药物/毒品
	身体健康	身体不健康
	有规律的适当的锻炼	心血管问题
	良好的营养	糖尿病
	性功能健全	**性功能障碍**

图 5.1 影响性功能的积极和消极因素

最恰当的一个词。我们并不是将"疯狂的"与"正常的"相对。对那些非身体因素来说，"个体"是一个比较好的术语。首先，个体因素包括自尊或你的自我感觉有多好，包括积极的性态度，以及"在状态中"。自我感觉好（包括喜欢自己的躯体）和好的性态度对性过程是重要的。也许你感到自己没有自信、对性感到不自在或抑郁。在这样的任何一种情况下，要想同其他人进行亲密的性接触是非常困难的。另一个个体因素是指是否能集中注意于愉悦感，而不是集中注意于表现。还有一个因素是指，要有能集中注意于性愉悦的想法。要享受性，人就不应该有"性是烦人的"想法或"非性"的想法。

　　男性比女性更常有干扰性欲的念头：我能勃起吗？我做得

怎样？性伴侣对我吹毛求疵吗？男性也会有一些不是性欲的念头，如担忧工作。当人能集中注意于情色的、性感的意象时，性是最好的。如果女性思想开小差，她可能就有阴道潮湿的问题。生理机制和性生活的时机是可能干扰性的其他因素，它们可能使个体分心。这些包括白天或晚上的某一时刻、环境、私密程度，也包括噪音水平，以及家中有客人或亲戚。

性问题很少与神智健全或精神错乱有关。但是，一些心理因素也会带入性生活中，抑郁感受会使多数男性或女性"性"致不高或没有性欲。抑郁会有生理作用，通常是生理机能减缓，如心率或呼吸频率降低。因此，当一个人抑郁时，身体想要有性反应是很困难的。

另外一种可能妨碍性的精神状态是创伤后应激障碍。受过严重创伤的人可能有这种障碍的症状，症状之一是不断担心被他人伤害，当一个人过度警惕时，他就会一直担心，从而产生难以集中注意于性所需要的愉悦，因此，结果可能会是性欲较低，唤起困难。

人际关系因素

许多人际关系因素会影响个体的性生活：和性伴侣在一起时感觉如何？性伴侣吸引力如何？与其性伴侣进行性活动时舒适感如何？你的性伴侣如何进行性生活？男性似乎不如女性了解性伴侣因素的重要性。似乎认为只要在需要性的时候有个性伴侣就可以了。许多男性甚至在性伴侣有明确的、敌对的问题时也希望能够性唤起。但性伴侣不配合或缺乏兴致肯定会妨碍性活动，这是真实存在的，即使个体没有注意到自身的反应。男人们告诉我们，性伴侣会对他们这样说，"赶快结束"，这些男人也会问，"为什么我不能勃起？"或"为什么我放不开？"

个体对性伴侣基本的身体吸引是影响性唤起的一个重要因素。仅仅有性伴侣的存在以及对性伴侣的尊重和爱并不意味着个体就一定能性唤起。对男性和女性来说都是如此。男性的性唤起（勃起）和女性的性唤起（阴道湿润）取决于相同的一点，即性兴奋的水平必须足够高。

了解性活动的原因

　　绝大多数男女对于为什么需要性没有想太多，大多数时候，他们可能会说他们需要性是因为"它感觉棒极了"或因为"我在恋爱中"。然而，性生活的原因可能区别很大。这取决于你的性伴侣是"新的"还是"熟悉的"人。新的性伴侣是指你陷入爱河6个月或以下的时间里认识的人。熟悉的性伴侣是指你非常了解的性伴侣。在同新性伴侣的关系中，性爱有两个重要的原因，身体吸引和新奇感。在长期的关系中，其他性爱缘由会不时地发挥作用。比如，在稳定的关系中的男女会为生孩子而做爱，也会因向对方表达爱意、弥补争论或仅仅是玩得开心而做爱。

　　性爱的原因对性满意程度有影响，一是性爱可能使身体感觉非常好，另一个是性爱使心理感觉非常好。了解性爱可能会产生更多的或更少的快乐。有些为性问题寻求帮助的人，期望每一次性爱都激烈、令人惊异，这些期望是不现实的。尽管如此，当性爱不能达到高水平时，有些人会变得不高兴或愤怒，有些人则会退缩或完全阻断性欲望。

　　如果人们时时提醒自己性爱的原因可能会时时不同，那么问题就可以避免。他们也应记住，性爱不会次次都很激烈和顺利，或不那么激烈和顺利。同样，男性勃起的坚挺和女性的湿润度也会次次不同，所有这些都是正常的。

了解影响性活动的积极因素

　　对绝大多数人来说，性活动有两个必要的条件：私密性和不被干扰的环境。除了这两者，理想的性活动情境就因人而异了。对每个人来说，都有使性更吸引人，并让自己"有状态"的情境，也有使性不那么吸引人以及没法进入状态的条件。个人的喜好不同。有人喜欢烛光和镜子，有人喜欢关灯。有人希望在早晨做爱，而另一些人喜欢在晚上。有人喜欢在做爱之前淋浴，而有些人却不是。

　　如果完全不考虑影响性愉悦的事情，问题就出现了。许多

人认为不管环境条件如何，性爱都是极好的。他们认为，如果一个男人或女人"愿意和能"，性就应当是好的经验。但一个"愿意和能"的性伴侣不能保证有好的性生活。在更好的情境下，性更可能发生。多数夫妻能改善性生活，他们能将好的条件整合起来，或为取悦彼此而交替使用。当夫妻不能变通地处理他们的差异时，不良的问题就会出现。

了解影响性活动的消极因素

有一些情境不利于性活动，即让人感到不舒服的环境或性唤起的所有事情。一个不利的因素就是使人"没有状态"的任何事情，如一些转移注意力或令人担忧的事，他们是不利于性活动的心理因素。

高质量的性生活需要增加积极的因素并减少消极的因素。这一准则看起来是常识，但是，夫妻常因试图在最糟糕的环境中做爱而产生问题。例如，在两个人都没有心情时做爱，或在孩子就要回家之前做爱。

衰老与性活动

男性和女性经常会问到年龄对性功能的影响。"与年龄有关的最普遍的问题是性活动会在某个特定的年龄停止吗?"另一个比较常见的问题是，"性活动是否会在特定的年龄达到顶峰?"对这两个问题的回答是：年龄会在某种程度上影响性活动。对男性和女性来说，这是肯定的。但是，做爱或对做爱的享受在任何年龄都不会停止，性也不会在任何年龄达到最高点。有比年龄更重要的会让性活动令人满意或沮丧的因素，另外是你和性伴侣关系的和谐程度，以及双方的吸引程度，还有一个是要从担心和干扰性的其他因素中摆脱出来。

虽然，单一的年龄因素并不会决定性将如何，但是在性生活中会产生一些值得注意的与年龄有关的变化。男性最值得注意的变化与勃起有关。随着年龄的增长，男性想到性或者看到与性相关的事情就勃起的次数会越来越少。因为在遇到这些情

况时不再能勃起，有些男性认为自己阳痿了，这是不正确的。在任何年龄，勃起都能确定无疑地发生。但是，大多数男性会在三十多岁后期或四十多岁的时候注意到这一变化。一般而言，随着年龄的增长，男性需要更直接地刺激阴茎才能勃起。

男性的另一个变化是在性高潮后重新唤起所需要的时间。年纪越大，重新唤起所需的时间也越长。性高潮后再次勃起所需的时间被称为"不应期"。十几岁或二十几岁的男性，不应期可能为仅仅几分钟；六十多岁的男性，在下一次勃起之前，则可能需要一个小时或更长的时间。

最后，男性达到射精所需的时间会随着年龄增长而变化。作为一条规律，年轻人往往射精很快。一般而言，老人需要更长的时间。其他因素也会影响男性射精所需要的时间，这些将在第六章中进行讨论。

对女性来说，衰老也会引起性生活的一些变化。和男性在一起的时候，女性也需要更多的抚摸和花费更长的时间才能实现性唤起。女性进入绝经期后，她们可能注意到另一个变化，这就是在性交过程中，阴道湿润的程度急剧下降，性交可能会变得不那么舒服，甚至会引起疼痛。使用润滑剂和雌激素替代疗法可能有所帮助。但是，对男性和女性来说，有比年龄更重要的因素，即性活动发生的环境和一般健康状况。

发生在男性和女性身上的这些变化都是正常的，在任何年龄，性都不会停止。随着人变老，干扰性活动的通常是健康状况的下降。

练习

这个练习将帮你准确地找出能使性状况更好的那些因素。用工作表 5.1 形成一个你所"喜好"的提高性生活质量的模式。回想你很享受的性生活的大多数时刻，通过这种方式，你就能发现许多积极的因素。努力准确地找到物理因素，如时间、地点、舒适度。努力思考个人因素，如情绪、放松程度、唤起程度。

如果你有性伴侣，要求你的性伴侣也列一个清单。然后，

设定一个时间来讨论每个人的好恶。如果存在较多差异，尝试作出让步。

复习

判断对错，在你认为正确的选择下方画线。答案见附录 B。

1. 愤怒、恐惧和性唤起以大致相同的方式作用于躯体。

对　错

2. 男性一旦有糖尿病，就没能力做爱了。

对　错

3. 在性生活过程中，将注意集中于如何做能帮你做得更好。

对　错

4. 遭遇严重的创伤之后个体常会过度警惕，并因此影响性生活。

对　错

5. 跟一个"愿意和能"的性伴侣在一起时，你应当始终能体验到性愉悦。

对　错

工作表 5.1 影响性经验的积极因素

环境因素：

1. _____
2. _____
3. _____
4. _____
5. _____

个人或心理因素：

1. _____
2. _____
3. _____
4. _____
5. _____

第六章

男性射精问题和男女两性的性高潮问题

关于射精的有用资料

几乎每个男人都有比所期望的时间更早射精的时刻，有的不能射精，有的是在长时间的刺激之后才能射精。本章将有助于你了解射精过程的一些基本知识。男性要控制这个过程实际上非常困难。许多因素会影响性交过程中男性射精的时机，包括年龄、性生活频率以及勃起程度。

年龄和性生活的频率

一般而言，男性越年轻，射精越快。这种情况可能与许多因素有关，例如良好的身体状况、性的新奇感、没有固定的性伴侣及不多得的性机会。男性射精次数越多，在性交过程中坚持（保持勃起）的时间越长。例如，一个男人在同一晚做爱两次，在第二次过程中他就更能控制自己。一个一周或更长时间没有做爱的男人，不可能跟一周做爱三次的人有一样的控制能力。性生活频率和射精控制度之间的关联值得商榷，这方面的研究尚无明确的结论。

性唤起的程度

性唤起越激烈，男性射精就越快。我们刚刚谈论的因素肯定

影响男性的射精。但是，对于男性来说，没有一条令人确信的途径可以保证实现控制。像大多数人类行为一样，射精模式因人而异。每个男人的身体结构有别于他人，这种差异导致一个人比另一个人射精更快。即使在确实有其他因素的影响之下也是这样。

绝大多数的男性及其性伴侣并不懂得这个事实，当男性射精过早，性伴侣可能会认为其中一个人或两个人都做错了什么。同样，当男性需要很长时间才射精，往往会导致愤怒、指责和焦虑，这也是事实。许多人对男性应能维持多长时间有不现实的想法。他们有这些想法往往是受"闭门吹牛"、街坊传闻和色情电影的影响。插入之后需多长时间才射精已有人做过研究，结果表明，大多数人的平均时间在 2～8 分钟（Crook & Baur, 1993；McCarthy, 1988；Wincze & Carey, 1991）。有一些帮助男性控制射精的方法，这些将在第十章中进行描述，但不是最重要的因素。关于男性及其性伴侣如何处理射精忧虑的最佳途径是学习和分享这些事实。通过这种方法，性伴侣双方能够拥有现实的期望。

用于治疗精神问题的许多药物会影响射精速度（Meston & Gorzalka, 1992）。例如，一些用来治疗抑郁的药物能延缓射精。这些药物是用来治疗其他问题，而不是用来延缓射精的，延缓射精的影响是副作用。因为是副作用，用来延缓射精的用途无法预知。抑制阴茎神经的软膏已经用来治疗男性射精问题，但是，其益处值得商榷。该药膏可能会降低愉悦感，而不是给予男性更多的控制权，所以应当向医生索取更多的资料。

有关男性性高潮的有用资料

大多数时候，男性性高潮与射精同时产生，但是，男性也可能仅仅射精而没有达到性高潮，也可以达到性高潮而没有射精。即使不能勃起，男性也可能射精并达到性高潮。一些干扰性的因素可以使人不射精，也可以使人达不到性高潮、不能勃起，还可以扰乱一般的反应顺序。

有的人认为每次性高潮都应当非常强烈，如果不这样，他们就感到奇怪、忧虑和担心。一个人可以有从非常温和到非常

强烈的性高潮，影响强度的最重要的因素是男性体验到的唤起程度如何。男性性唤起的程度越强，性高潮越强烈。其他最能影响性高潮的因素就是年龄、对性伴侣的了解程度以及心境状态。一般而言，男性越年轻，性高潮越强烈。如前所述，男性的年龄可能也会影响到射精。

通常，如果一个男人与同一个性伴侣相处了很长时间的话，他的性高潮的强度可能会降低，这种情况可以尝试一些让性生活更令人兴奋的改变——例如，换一个环境，比如在度假的宾馆里，或者尝试一种新方式，比如新的性交体位，也可能使性高潮更强烈。

如果一个男人抑郁或担忧，那么他的性高潮可能会很平淡甚至完全消失，反之亦然。如果他很快乐并且没有担忧的话，就可能在性交过程中体验到比较强烈的性高潮。

对射精有影响的药物可能也会影响性高潮。目前没有任何一种处方药和街头毒品能保证增强性高潮。一些处方药可能会阻止射精，但不阻止性高潮。

有关女性性高潮的有用资料

男女两性的性高潮从非常温和到非常强烈是呈一系列变化的，促进和阻碍性高潮的因素也以相同的方式作用于女性，但是，女性性高潮在许多方面还是有别于男性。

第一，女性一般不像男性那样容易达到性高潮。对女性来说，这样的经历屈指可数。女性拥有的性经验越多，就越可能在性交过程中获得性高潮。经验似乎有助于女性了解何种类型的刺激对她来说是最好的。通常，女性通过某种方式而不是其他方式来学习获得性高潮。例如，女性可以通过性交获得性高潮，而非口交。女性达到性高潮的方式可能是习得性行为，或者仅仅是一种偏好，所以，要知道一种方式并不比任何其他方式更正确或更错误。

第二，女性在性高潮后比男性恢复得更快，女性能连续获得多次性高潮，这称为多重性高潮。一般而言，男性在性高潮之后需要一段时间恢复，这一时期称为"不应期"，并有随年龄

增长而变长的趋势。尽管有些年轻男性也报告有过多重性高潮，但这在女性中更多见。

第三，男女两性的性高潮还存在第三种差别。一些研究者相信，女性有两种不同类型性高潮。一种源于对阴蒂的刺激，另一种源于性交中的内部插入刺激（Laumann 等，1994）。

第四，女性在性交过程中不必一定要靠达到性高潮来使自己满足。对大多数男性来说，性高潮往往是性生活的目的。因此，当性高潮没有出现的时候，他们就会感到不满足或有失败感。这对女性来说就不完全相同，因为性高潮并非她们唯一的目的。分享、爱抚和激起欲望对她们而言也非常重要。男性有时候不了解这些，还会认为如果他们的性伴侣没有性高潮的话他们就失败了，即便他们的性伴侣表示满意。

练习

回想你获得的最强烈的性高潮，并同你曾经获得的温和的性高潮相对照。用工作表 6.1 列出可能强化或减弱这一感觉的因素。它将为你提供一些性接触中所期望的想法。

复习

判断对错，在你认为正确的选择下方画线。答案见附录 B。
1. 男性能通过顽强的意志力控制射精的时间。

对　　错

2. 快速射精最常见于年轻的男性。

对　　错

3. 男性性高潮总是相同的，而女性性高潮的强度有所不同。

对　　错

4. 如果一个女人说她在性交中不需要获得性高潮就能满足，那么她是在撒谎。

对　　错

5. 女性能够连续获得多次性高潮。

对　　错

工作表 6.1　影响性体验的因素

使性生活更好的因素：

1. _____
2. _____
3. _____
4. _____
5. _____

性愉悦减少的因素：

1. _____
2. _____
3. _____
4. _____
5. _____

第七章
性交中的疼痛与不适

关于性交和疼痛的有用资料

在性交过程中，女性比男性更可能会抱怨疼痛和不适，而事实上，男性也确实很少有这样的抱怨。但如果一个男人在性交过程中或之后阴茎或睾丸不断地疼痛，他就应当去看医生，因为造成这种疼痛的几乎总是医学问题。许多女性在性交过程中不时有疼痛和不适。但是，对女性来说，性交中或性交后的疼痛和不适可能有不同的原因，这些原因可能是医学问题、应激或焦虑。

泌尿道感染是性交疼痛最常见的原因，对男女两性来说都是如此。一些用来治疗抑郁和其他精神问题的药物可能与性高潮中的疼痛有关，这种解释也是正确的。女性性交过程中的疼痛还有其他的原因，一是子宫内膜异位，它造成子宫内膜组织向子宫外生长。二是阴道湿润度不够，这种情况在女性过绝经期后很常见，这些都可能导致疼痛。

即使没有医学原因，男女两性在性交过程中也可能会有疼痛。这种疼痛称为交媾疼痛。另外还有一种无医学原因的随性交而出现的疼痛。造成这种在性交过程中或性交之后出现疼痛的原因有几种，它们是性恐惧、性欲低、缺乏性唤起或过去的性创伤。一个将性与疼痛联系起来的人逃避性生活，但这又会加重这一问题。夫妻往往会以"全或无"的方式来考虑性问题，每次都完全逃避性生活，或每次都努力完成性交。解决这一问

题的办法是在一段时间里以渐进的方式进行性活动。通过这种方式，随着时间的推移，插入会一步步增加。要记住的一条好的准则是，行为可以分解为简单的步骤，每次一小步地解决问题，使问题不再那么严重。这种渐近方式对解决那些同应激和焦虑相关的性问题是非常有帮助的。在第十章将有解决性交疼痛的更详细的应对方案。

关于女性不能忍受插入的有用资料

对有些女性来说，性交过程中的阴道插入是完全不可能的，原因是阴道肌肉完全紧缩。很多女性即使在与性完全无关的情境中也是如此，这种情况也会发生。例如，当试图塞入棉球时也会这样，这种情况称为阴道痉挛。有这种情况的女性对于任何形式的阴道插入都从来不能忍受。而其他一些女性只有在性交中感到疼痛之后，才会出现阴道痉挛。

大多数男性和女性都对阴道痉挛和交媾疼痛了解不多，这种情况可能会使女性及其性伴侣感到挫败和尴尬，与之相伴随的指责和愤怒则会使问题变得更糟。女性及性伴侣有时会认为，解决办法就是再努力尝试一下，然而这并不正确。大多数女性非常希望能进行性生活，但是她们的身体却不允许。阴道痉挛与交媾疼痛的原因可能相同，所以解决它们的办法也是相同的，这将在第十章中详述。

练习

解决疼痛和插入问题需要采取循序渐进的方法。允许性活动在任何时间停下来，并且不能有愤怒和内疚。如果你正和性伴侣就这一问题努力，那么就告诉他/她这种方法的用途。在处理问题之前，你们两个必须达成一个妥当的、相互信任的协议，具体方法将在第十章中描述。

复习

判断对错，在你认为正确的选择下方画线。答案见附录 B。

1. 在性交过程中，男性有疼痛感是常见的。

对　　错

2. 在性交过程中，有疼痛感的女性通常不够努力。

对　　错

3. 已经过绝经期的女性，阴道湿润度不足是常见的。

对　　错

4. 泌尿道感染是性交过程中引起男女两性疼痛的最常见的原因。

对　　错

5. 女性完全不能忍受任何阴道插入，这种情况称为阴道痉挛。

对　　错

第八章
与性伴侣的关系——治疗的第一步

良好伴侣关系的重要性

几乎所有性问题的治疗都必须始于处理良好的伴侣关系。夫妻在伴侣关系的其他多数领域可能相处较好，但如果要解决性问题，他们就必须分享彼此的想法并直面性问题。为了解决问题，他们必须将责备放在一边。作为伴侣共同处理性问题的方式非常重要，不管他们是否已结婚。

有些有性问题的人忽视了关系作为一个整体的重要性，他们认为一个可用的和有意愿的性伴侣就是进行性生活所需要的全部。但是，还有许多其他重要的有助于或会干扰性生活的因素，这些已经在第四章中指出。本章将讨论伴侣关系中有助于获得满意性生活的一些内容。

有时候两个人彼此并不喜欢而且相处得不好，但在一起仍然有非常满意的性生活。而且的确也有夫妻彼此深爱着对方，相处得很好，但性生活却非常糟糕的情况。理想的状态是，个体所爱的人就是其满意的性伴侣，但情况并不总是这样。

相处时间短的夫妻可能会发现两个因素对性生活非常重要，那就是性生活的机会和彼此拥有的身体吸引力。对一对新夫妻来说，新奇感会掩盖他们之间的基本差异。然而，即使是新的伴侣关系也可能会有性问题。你可能从两性关系中感受到了很多压力。一个新的性伴侣可能会使你想起某些消极的事情，例如你不喜欢的某个人。这些干扰性的想法很容易打消性欲并导

致性问题。

许多人际关系因素会影响关系长久的夫妻的性生活，这些同两人的人格有关。下面是常见的妨碍夫妻性欲的因素：

■ 一方想要主导，另一方沉默并反感。
■ 双方都想主导。他们常常为小事冲突，而且很难协调并解决问题。
■ 双方缺乏沟通和处理问题的技巧。
■ 双方由于没有共同的兴趣和价值观而逐渐疏远。
■ 一方对过去事件、物质滥用或冲突耿耿于怀。

许多其他的人际关系因素也可能导致性问题，然而，这五个因素是最常见的。这些因素导致夫妻间的愤怒、缺乏尊重和距离感。当这些因素存在时，夫妻往往会逃避性生活，或很长时间没有性生活。

有的夫妻可能相处得很好，但仍然存在性问题。男性可能会有勃起问题，而女性可能会有性高潮问题。而大多数时候，问题来源于个体的性态度或不安全感，绝大部分不是来自人际冲突。你必须了解你自己的感受，并和伴侣一起进行开诚布公的谈论。如果能够做到这两点，那么它将帮助你找到性问题的根源，并朝着解决问题的方向发展。

你对伴侣有什么感受？

人们经常倾诉对伴侣有不好的感受，当问及是什么让他们维持关系，他们会说"因为我爱她/他"，爱的信念是大多数长久关系的基石。但是，对许多夫妻来说，真爱是不存在的。人们经常宣称爱自己的伴侣，也承认存在伤害夫妻关系的一些事情。他们也许已经对伴侣生了很长时间的气，也许没有共同的兴趣，他们的长期目标可能非常不同，他们可能不能相互讨论或不关心对方的感受。这是怎么回事？在这样的夫妻关系中，当他们说爱对方的时候，实际上意味着什么呢？

在爱的宣言背后可能有许多含义。有些人仅仅指的是他们会容忍另一方，而且这是一种"熟悉的"夫妻关系；另一些人指的是，即使他们的关系中有很多不好的方面，他们对另一方仍有某

些好的感觉。他们感受到了伴侣的性吸引力或者对伴侣心存愧疚；还有一些人指的是他们在一起是出于家庭或经济原因，他们将义务等同于爱。

那么，很明显，当人们说"爱"的时候，可以表示不同的意思。找到夫妻关系好的和不好的方面，最好不要用"爱"这个词语。我们不是说你不应当用"爱"这个词语来表达你对伴侣的感受，相反，我们是说，要了解自己的感受，使用词语"爱"是无助的。事实上，使用词语"爱"来说明你真实的感受，有时是一种妨碍而非帮助。用表达其他一些情感的词语，可能更有助于说明你对伴侣的真实感受。你可以通过回答工作表8.1中的问题来做这些。这些问题可以帮助你处理那些可能影响性关系的与伴侣有关的因素。你的回答能帮你准确定位那些可能对性生活有影响的情感因素。

你对工作表8.1中任何一个问题里的"经常"和"几乎总是"确认过吗？如果确认，你的性问题可能与伴侣有关。伴侣因素不能排除其他可能存在的因素，如医学问题。伴侣因素表示你和伴侣的关系是你的性问题的一部分。你对伴侣有强烈不良感觉的根源可能是本章开头谈论过的因素之一。

在全部五个问题中，你对"从不"和"几乎从不"确认过吗？如果确认，你的性问题可能与伴侣无关，你的问题可能是医学的或人格的。

双方重要的性行为和性态度

我们仅仅讨论了你和伴侣之间那些能导致强烈不良感觉的常见冲突，而这些感觉可能共同影响着你的性生活。性行为的方式和性态度也可能使你不能享受性，包括对性不感兴趣或对性太重视，也包括刻板的、僵化的做法。所有这些都可能导致性问题，特别是对那些处在长期关系中的伴侣来说。

性热情缺乏

伴侣中的一方对性没多大兴趣或没有性热情，另一方可能

就会说，"我的伴侣告诉我快点结束"。"我的伴侣仅仅躺在那儿，几乎动也不动。"这都是常见的抱怨。一方缺乏热情肯定会影响到另一方的性行为，因为个体的性兴奋很大部分源于伴侣的兴奋。

僵化或刻板的性行为

对长期的性伴侣关系来说，多样性确实是一种生活情趣。而那些没有创造性或不愿意尝试新事物的夫妻可能会很快失去性兴趣。许多夫妻的性生活前戏很少或完全没有。有些夫妻从没有抚摸过彼此的生殖器。还有些夫妻从没有尝试过新的性交体位。这就限制了他们能从性生活中获得的快乐，同时还会有出现性问题和身体疏远的危险。另一方面，一些夫妻能够通过各种方式给彼此带来性愉悦，正因为此，他们会更愿意面对性生活中的问题，如果他们真有这种问题的话，这些夫妻会以多种方式给予和获取快乐，他们相互间也会更加亲密。

过分重视性

性是许多人生活的重要组成部分，但是有些人过分重视性。他们将性问题看得非常严重，几乎与致命的疾病相提并论。对有些人来说，性问题意味着他们不再是男人或女人；还有一些人将性问题看作二者关系结束的信号。大多数时间里，这些看法往往伴随着抑郁或极度的紧张。有这些消极看法的人几乎从未以放松的心态享受过性。他们过分关注性行为而不会享受其中的快乐、创造性以及满意的感觉。

你能坦率地和伴侣交流性问题吗？

如果你有了性问题，最重要的第一步就是和伴侣讨论。这适用于由人际关系因素所引起的问题，也适用于源于性态度和性行为的问题。对大多数人来说，这说起来容易做起来难。夫

53

妻通常不会谈论性关系或性生活中的问题。如果真的谈论，这种交谈也往往会很尴尬。但不讨论，则更可能出现误会。已有结果表明，谈论实际上是有效的。仅通过讨论，夫妻就可以消除大量的紧张，有时甚至可以纠正一个性问题。

另一方面，对性关系或性生活进行争论是徒劳的，夫妻必须遵循良好的沟通计划。切记，努力理解彼此的感受和影响彼此行为的方式。如果用争论指责对方，这对夫妻关系是无益的甚至是更糟糕的，有害的。

与伴侣更好地沟通

许多很难沟通的夫妻试图在不适当的时间尝试交流。他们可能会在要去上班或者刚到家的时候讨论。一个好的交流机会可能会因为分心或者被打断而被破坏。相反，有良好沟通技巧的夫妻会为讨论抽出时间，确保没有任何打扰，他们会拔掉电话、关掉电视、确保孩子有自己的事做，也确保他们自己有足够的交流时间。工作表 8.2 列出了另外一些沟通技巧。在这个表中，勾选你认为自己通常采用的发送和接收技能，没有勾选的就是你还可以努力提高的那些方面。

如果你使用这些发送和接收技能，就能使沟通更好一些，讨论也不可能转入争论。通常治疗的重点在于不良的沟通问题和更好的技巧。那些在一起已多年的伴侣在谈论重要主题时也可能会失败。治疗师对技巧的辅导会对这些夫妻有很大的帮助。

你目前没有性伴侣吗？

许多没有固定的性伴侣、对性生活感到失败的单身患者也可能会前来治疗。他们可能不合群，因为他们不愿意让自己置于失败或尴尬的境地。大多数时候，这种逃避会使他们更恐惧。这种恐惧反过来又会进一步导致逃避。

对没有固定性伴侣、对性生活恐惧的单身患者，我们强烈建议他们出去参加社交活动，一步步地与人融洽相处。许多人可能需要大量的支持和鼓励才能重新交往。然而他们可能会因为错误的观念而依然不愿意参加社交活动。比如，有些男性认

为，如果一位女士对做爱表现出兴致，那么，他们就必须进行性生活。因此，他们会认为，与其失败，还不如逃避。有些女性可能认为，所有男性仅仅是因为性才对她们感兴趣，这会让她们总是感受到性的压力。

提醒自己，选择跟谁一起出去由自己负责，向一个潜在的性伴侣诉说你没有做好性的准备也完全可以。事实上，你不必一直和某个人一起出去，如果你感到有压力，如果你对这个人没感觉，你就应当寻找吸引你、与你有共同兴趣的人。这个人应当有可变通的、可接受的性观念，此外还应该回避那些在性生活中关于什么是对什么是错持非常强的、固执的观念的人，特别是那些可能形成或增加性问题的死板的人。一个好的性伴侣应是一个放松的、有知识的、无性偏见的人。

练习

本章设法帮你了解良好伴侣关系的重要性，并帮你准确定位有问题倾向的伴侣关系的范围。工作表 8.1 涵盖了可能影响性关系的伴侣因素。工作表 8.2 罗列了良好的沟通技巧。回顾你对这些表的反应，通过这种方式，准确定位你需要采取行动的范围，第二章、第三章曾建议你抽出特定的时间和伴侣讨论重要的议题，现在利用这个时间，来讨论工作表 8.1、工作表 8.2 中的每一个鉴别要点。

不管你有无伴侣，你都可以练习工作表 8.2 列出的沟通技巧。每天，当你与人交谈时，要意识到这些技巧。比如在和亲戚、同事和朋友交谈时，要注意使用它们。每一天结束时，回顾工作表 8.2 中的目录，对其中的每一项技巧你是怎样做的？通过天天练习，你将发现，这些技能将成为你的第二天性。

复习

判断对错，在你认为正确的选择下方画线。答案见附录 B。

1. 有性问题的夫妻不再相爱。

对　错

2. 如果你专注于性交，而非其他性行为，你将拥有更好的性关系。

对　错

3. 沟通不良的夫妻经常是在不适当的时间进行沟通。

对　错

4. 沟通时，诚实和坦白将会伤害感情。

对　错

5. 有性问题的单身患者不应当出去参加社交活动，直到他们解决了他们的问题。

对　错

工作表 8.1　可能影响性关系的与伴侣相关的因素

1. 你对伴侣有强烈的愤怒感受吗？
从不　　几乎从不　　有时　　经常　　几乎总是
2. 你不关心伴侣的感受吗？
从不　　几乎从不　　有时　　经常　　几乎总是
3. 在伴侣身边，你感到紧张或焦虑吗？
从不　　几乎从不　　有时　　经常　　几乎总是
4. 在伴侣身边，你感到抑郁或沮丧吗？
从不　　几乎从不　　有时　　经常　　几乎总是
5. 你感觉自己对伴侣吸引力很小或根本没有性吸引力吗？
从不　　几乎从不　　有时　　经常　　几乎总是

工作表8.2 积极的沟通技巧 ·································

如果下面的陈述描述了你所做的，请在□中做复选标记。

发送者技巧（发送者是希望讨论一个议题或问题的人）

1. 留在你希望讨论的主题中，而不引入转移话题的旧主题和与主题无关的讨论中。□

2. 指出你愿意改变的行为，避免笼统的陈述。比如，不要说，"你需要更好的态度"，改为，"我希望你更多地关注我做得好的事情，少关注你感觉我做错的事情"。□

3. 要诚实和坦白，不要让伴侣猜测你的意思。□

4. 谈论你的感受或思考，不要责难和中伤别人。□

5. 以成人的方式讨论，而不是将伴侣当作孩子般"指示"。有礼貌地，像对你所尊敬的任何人那样交谈。□

6. 不要使用"从不"、"总是"这样的词语，始终用反映真实情况或行为的词语。这样做将使你的陈述表达更多的意义，你的伴侣将更可能听你在说什么。□

7. 如果必须要说一些消极的事情，尽力使它有益、无伤害。在你也要指出其不良行为时，指出伴侣的一些良好的行为。通过这种方式处理伴侣的行为，而非其全部的人格。□

接收者技巧（接收者是指发送者希望一起进行讨论的人）

1. 用行为表示出你感兴趣，包括目光接触、点头示意及身体姿势。□

2. 控制自身的行为，直到轮到你谈论，不要打断谈话或扮鬼脸。□

3. 确定你理解了发送者说的内容。关于这一点，要以你自己的语言对不明确的陈述进行反馈。□

4. 看懂发送者的非语言线索，并对它们作出反应。这些线索包括面部表情、手势和其他躯体语言。比如，你说，"你在皱眉头，看起来像是不高兴"。这表明你正在注意发送者的感受，对发送者的感受是敏感的。□

第九章

与性伴侣一起解决性问题

确定共同目标

到现在，你和你的伴侣应当对性问题的性质和原因有了比较好的了解。通过前面的阅读和练习，你也可能已经解决了大部分或者全部性问题，有的人可能还有额外的工作要做。第七章已对涉及的工作方案做了解释，有些解决办法很简单，而另一些则需要大量的工作和情感投入。你和你的伴侣必须决定应计划花费多少时间和精力来改善你的性生活。切记，使性生活更好并不必然意味着性生活会像以前一样，它可能意味着适应某些方面，也可能意味着一种新的、令人满意的和取悦双方的，与伴侣达成一致意见的性模式。这种模式可能和以前的不同，但是仍然可能是非常有益的。在这一章中，当你和伴侣一起解决问题时，我们来回顾一下解决性问题的决定性因素。

抽出优质的时间

你和你的性伴侣要想就目标达成一致意见并实现这些目标，彼此必须先花费点时间，做这些对性健康是必要的。在前面的几章中，我们已经谈到了这一点。一旦你和你的伴侣接受这一点，就意味着已经朝更好的性生活迈出了最重要的一步。

确定让性生活更满意的环境

性，像睡眠一样要求有适宜发生和令人愉快的特定条件。男性和女性往往容易忽略这样一个事实：仅仅是期望并不能确保性生活就会发生或者就会令人很享受。但这并不意味着你必须制订复杂的计划，而意味着你需要意识到什么才能对你和你的伴侣产生最佳效果。这种意识可以帮助你避免消极的环境并充分利用有利因素。在第五章中已对这些条件作了解释。

持有正确的态度

对你和你的伴侣来说，解决性问题的最重要的因素就是将它当作共同的问题。这要求双方为了共同的目标一起努力并且在原因和解决办法上达成共识。性问题解决起来可能十分困难，而如果你和你的伴侣不能就目标、原因以及解决办法达成一致意见，那么问题就更不可能解决。指责没有用，同样，你和你的伴侣必须认识到应共同努力解决问题。若指责已经存在很长时间，不指责显然非常困难。指责常常源于误解。你需要摆脱指责。要做到这些，你必须开诚布公地以一种新的方式来看待问题。不管你的性问题是如何产生的，你必须以开放的心态和合作的态度来努力解决它。

也许你是由于你的性问题而单身或正逃避伴侣关系。如果这样，你必须找到能够帮助你恢复健康的性功能的伴侣。在选择一个不在意你的问题的伴侣时，不要给自己太多的压力。如果伴侣的性态度比较开放，你就更有可能克服性问题。这个人将通过许多办法使你从性生活的给予和索取中获得快乐，而不把性生活仅仅看作性交。你可能有许多潜在的伴侣，几次约会之后，如果你感受到压力或认为约会的人性态度僵化，那么就去找其他的人。将性生活延期是完全可以的、聪明的做法，直到你真正很好地了解你的伴侣。不要迟疑或害怕说出你不想对性行为仓促行事，如果和你在一起的人对此很愤怒，就去找其他的人。

逐步解决性问题

我们已经强调，如果循序渐进地处理性问题的话，你将更享受性。总之，这本手册的指导步骤如下：

1. 首先大体了解性问题，然后开始评估你的性问题（第一至四章）。

2. 了解关于你的性问题的重要因素（第五至七章）。

3. 与你的性伴侣一起努力解决性问题。然后形成防止复发的计划以回到正常轨道上来（第八至十二章）。

你的伴侣意识到这些步骤并在每一阶段都和你一起努力是很重要的。本书计划在你通过并完成每一步，继续进行下一章之前获得最大的收获，而你和你的伴侣必须要有耐心。为了解决性问题，防止脱节或产生新的问题，你们必须考虑周全。

练习

和伴侣一起，回顾已经实现的目标，讨论计划实现的目标。在迈出更远的一步之前，你们必须就其他目标和计划取得一致意见。你们可能在某些目标上意见一致，而在另一些目标上意见不一致。只要你们在至少一个目标和一种实现目标的途径上意见一致，就值得继续前行。

复习

判断对错，在你认为正确的选择下方画线。答案见附录 B。

1. 解决性问题的目标总是使性生活像以前一样。

对　　错

2. 解决问题的关键要素是为你和你的伴侣留出时间。

对　　错

3. 如果性机会出现，你应当抓住它。

对　错

4. 大多数时候，性问题是源于伴侣关系中一个性伴侣的过错。

对　错

5. 如果你是单身人士，那么应当避免出去参加社交活动，直到性问题得到解决为止。

对　错

第十章

解决你的性问题

汇总到目前为止你已了解的信息

到现在为止，你已经了解了关于你的性问题的一些非常明确的信息，从每一章的练习中，你已经对你的性问题获得了很多的理解，你也许已经发现一些解决办法。到目前为止，关于人类性行为和常见性问题你也知道得更多了，你也已经学会怎样评估自身的性问题以及怎样开始解决它了。本章将帮助你继续朝解决问题的方向努力。

引起大多数性问题的原因是综合性的。要解决性问题，必须找到性问题的所有特定原因或来源，最快也是最确实地能解决你的性问题的办法是遵从针对你的性问题而设计的指导。

明确你的性问题

工作表 10.1 的标题是"性问题的常见原因或来源"。你可以把它作为快速清单来找到你的问题来源。这份清单不是所有性问题的完整目录，但是，它列出了男性和女性大多数性问题的来源。

"是"专栏的一个勾选标记显示的是你的性问题的一个可能来源。"是"多于一个，可能意味着你的性问题是多种因素的综合。回顾你回答"是"的问题，它们是你最应当仔细阅读并且应当知道的来源。每一个"是"的回答的信息和特定的建议将

成为你的治疗计划。

个体来源的解决办法

个体来源 1 或 2

如果你在个体来源 1 或 2 的"是"上打勾（✓），那么以下信息和建议将对你有所帮助。

一般资料

大多数个体出现性问题的原因在于个体成长的家庭环境，个体之所以会成为具有此种性行为的人是由于其从该环境中所学到的东西，以及父母告之的性知识、早期性经验以及自己的观察学习。早期的生活非常非常重要，这是个体了解躯体和性行为舒适与否的时期。

如果你来自一个很少谈论性的家庭，你就会像大多数人一样。尽管如此，父母仍然可能通过相互表达爱意和向孩子表达爱意传递出积极的性信息。经常争吵，很少拥抱或接吻，不在身边安慰和指导孩子的父母会给孩子传递出消极的信息。在这种环境中，你就会在表达爱意和亲近时感到不安。你从父母关于亲密的表现中所观察到的东西至关重要。

有的父母仅仅对性表示了明确的警告，在做这些的同时，他们也在孩子心中播下了消极的性态度的种子。对性的警告和注意事项是必要的，但同时它们也应当与许多关于性的积极陈述保持平衡。如果它们经常不平衡，就只会给孩子留下消极的想法。你也许曾经听到过有关未婚先孕的警告和惩罚的威胁，也可能听到过性是下流的、罪恶的说法，以及与性相关的痛苦或创伤的诉述。所有这些都会让你形成对性的消极看法。

性虐待是性问题的另一成因。不管是直接的还是间接的性虐待都会使人形成消极的性观念。如果个体没能与一个充满爱心的成人谈论自己的创伤，这种影响就是非常肯定的了。因为这样的讨论可以将其经历放在治愈的聚光灯下。

此外，还有许多人伴随着错误的性信息和性观点长大，而

这些都可能导致性问题。例如，一个人可能会认为性永远都应该是令人兴奋的和惊奇的，当现实不是这样的时候，个体可能就会认为自己出了问题。他或她只是不知道性在不同时间变化很大。认为自己有过错的人可能会对下一次性生活充满焦虑。而这样做只会导致问题的产生，因为他（或她）关注的只是性行为而非性愉悦。

所有的这些都可能导致消极的性感受和性态度。如果一个人将这些感受和观点带进伴侣关系，他们就会产生性问题。

具体建议

对源于消极的或不正确的性信息的性问题，好消息是有帮助的办法。解决个人性问题的一个办法就是在一开始就以正确的性信息作为坚实的基础。本书第一、第六章和附录 A "常见的性荒诞说法"提供了这一基础。

个体来源 3、4 或 5

如果你在个体来源 3、4 或 5 的"是"上打勾（√），那么以下信息和建议将对你有所帮助。

一般信息

在消极的性环境中长大的个体往往对他（或她）的身体和性感到不安或焦虑。最好要解决如恐惧之类的情感，可悲的是，大多数人回避恐惧而不是面对它们。但是，要克服恐惧，就必须面对它。面对恐惧的最好办法就是将其分解为小的、易控制的步骤，然后每次解决一小步。逃避恐惧的时间越长，克服它的难度就越大。

单身者甚至可能会通过不约会来逃避性生活。已婚的人可能通过多种不同的方式来回避性生活，例如睡得比配偶晚、长时间工作或者在错误的时间开始争吵。当电视上出现关于性的信息时，个体可能会关掉电视或者更换频道。不管个体使用什么样的方式来逃避性，都不能解决性问题，从长期来看，这往往是有破坏性的。令这一问题更严重的是，双方有时难以沟通，使得夫妻关系变得非常紧张和不幸福。

具体建议

你的性问题的成因可能是多方面的，可能来自过去的性虐待，可能来自使你感到害羞或尴尬的性经验，可能来自所有男性或女性性伴侣的一般的恐惧，如果你的问题属于其中一个，你就可能会逃避性生活。你必须承认你的逃避行为，并慢慢开始接触性生活。如果你已经结婚或有固定的性伴侣，那么你就需要敞开心扉。通过这种方式，你可以创造条件，使自己接触性生活，逐步亲近。要做到这一点，你和你的性伴侣必须就以下条件达成一致：

- 定期进行性练习和保持亲密。这种练习至少每周两次，每次大约两小时。大多数时候，练习得越频繁，你成功得越快。
- 为练习留出时间和空间，以便营造一种很私密、没有压力或干扰的环境。拔掉电话线，确保不会被其他任何东西打断。
- 与你的性伴侣就性目标达成一致意见，目标应是舒适的而非狂野的性生活，而不是性高潮、勃起或性交。
- 以感觉舒服的行为开始，比如拥抱或从背后搂住，每次练习时可以尝试更多的亲密行为。
- 可以尝试你和你的性伴侣都同意的任何行为，同时就出现导致"太多焦虑"的任何事情时停止性行为达成一致。你自己来判断什么是"太多焦虑"，但是每次都要努力尝试，不要过早放弃。

如果你同意这五条，就应该注意夫妻间几周内出现的变化，你的性恐惧和不适感会减少，获得的性愉悦增多。保持这样的练习，直到你和你的性伴侣都对想要的性行为感到放松为止。

如果你是单身人士而且有性恐惧的话，那么出去参加社交活动对你来说很重要，让自己置身于能遇见潜在性伴侣的情境中。需要谨记的是，这种情境要在你的掌握之中，要和那种让你很自在而且对性活动很放松的人约会。不要和那种不安全的人约会，不要和性观念僵化或以对错模式看世界的人约会，不要和过分强调性生活的人约会，这样的人不能帮助你克服性问题。你要回避这些人，你应该只和让你感到舒服的人约会。

你可能在注视或触摸自己的身体时感到不自在，如果这样，要通过减少恐惧来处理性问题。而后，将恐惧分解为小的、易控制的步骤，然后练习，练习，再练习。例如，只穿内衣，从镜子中注视自己的身体开始，你逐渐增加你用来观察自己身体的时间，裸露或触摸最困扰你的一个或多个身体部位，你要及时提高对该部位的适应水平。要确保练习次数和私密性，练习时要拔掉电话线，锁上门，且一周练习多次。

有人已经发现，观看色情图片或电影可以帮助个体减少恐惧。然而，选择的素材不令你反感非常重要。你选择的素材应该是能够接受的、不会令你感到不安的。

个体来源 6

如果你在个体来源 6 的"是"上打勾（√），那么以下信息和建议将对你有所帮助。

一般信息

如果你的性问题源于其他的个人问题，那么，你应该首先处理这些个人问题。回顾过去，问问自己，在你未感觉到任何形式的抑郁、不安或焦虑时是否有性问题。如果在过去的美好时光里没有过性问题，那么你的问题就可能不是性方面的了。

具体建议

找到影响你的个人问题的原因，它可能是一个你没有及时克服或你自己不能解决的问题。如果这样，你就要和治疗师一起讨论，你和你的治疗师应就重新关注治疗或给你提供其他的帮助方面达成一致。如果你还有其他个人问题的话，要想解决性问题似乎很难。

个体来源 7

如果你在个体来源 7 的"是"上打勾（√），那么以下信息和建议将对你有所帮助。

一般信息

有些人认为他们有性问题，而事实上他们没有。他们的问题可能是没有合适的时间，或者是在不适当的时间尝试做爱。不适当的时间是两方面的综合，一是妨碍性生活的环境，二是不适合性生活的环境。夫妻可能忙于各自的工作，并且工作时间冲突，他们也可能忙着照顾孩子或父母。这样的夫妻经常试图在不适当的时间而不是有欲望的时候过性生活。而在大多数时候，结果往往不能令人满意。

具体建议

首先问自己，"我优先考虑的是什么?"你可能有责任工作、照顾孩子或父母，但你对你的伴侣也有责任。夫妻通常会将其他事情放在第一位，而不为彼此留出时间。因此，性生活发生在"能做就做"的时候，而不是共度亲密时刻的自然结果。同性伴侣坐下来，一起制订计划，计划可能只是一起散步或一起静静地交谈。你们应当制订每周在一起的短时计划，也应当制订长时间在一起的计划，包括一整天、周末或假期。当你制订在一起的计划时会发生两种情况，一是在一起的时间变成优先考虑的事情；二是其他所有的都变得不那么重要了，除非是突发性事件。

其次是和你的性伴侣达成共识，性意味着行为的全程，它并不总是意味着性交或达到性高潮。有时即使你有机会，你也可能感觉不到性欲望。在这种情况下，应该同意任何一方提出的不会导致对方的恐惧和愤怒的，关于替代性交的性活动的建议。例如，你可以说，"我今晚真的感觉非常疲倦，我们只依偎一会儿。"你或你的性伴侣中的任何一个，都应接受这个选择，而不要感到被伤害或拒绝。

个体来源 8

如果你在个体来源 8 的"是"上打勾（√），那么以下信息和建议将对你有所帮助。

你可能同时被两种性别的人所吸引，并为此很困惑。大多数人认为性吸引一定是非此即彼。如果你对自身的性取向感到疑惑，你必须弄明白你的吸引力有多强。你和吸引你的伴侣进行的性行为才是最好的。你不应当和不吸引你的人做爱，而有时人们这样做只是为了迎合，这样的人更可能出现性问题，在长期的夫妻关系中，这尤其常见。

具体建议

也许你对异性的性欲不是很强烈，但是你的性伴侣是异性。如果这样，那么性问题就会产生。这是常见的例子，因为性取向非常非常难改变。接受你的性取向，寻找使你欲望最强烈的性伴侣，因为对大多数人来说，这是最有益的途径。这是一个很棘手的问题，而一个具有相关经验的治疗师常常能提供一些帮助。

我们已经碰到过一方被同性吸引的异性夫妻这种情况，这种夫妻关系类型并不总是会导致性问题，特别是当这个性伴侣对自己的异性伴侣也有性欲的时候。这也适用于一方对异性有性欲的同性夫妻。在任何一种伴侣关系类型中，问题都是相同的——忠诚和信任。这两种类型的伴侣关系对外部事物都是开放的。较之性取向，这种问题同个人的品行和选择关联更大。

当一方对同性感兴趣，夫妻就必须讨论忠诚的问题。从这个讨论中，他们应当明白每个人有多脆弱并保证彼此的忠诚。这样的一个讨论通常能清除任何导致愤怒和退缩的误解。因此，对你而言，坦白自己被别人吸引和仍然忠诚有决定性意义。

人际关系来源的解决办法

人际关系来源1或2

如果你在人际关系来源1或2的"是"上打勾（√），那么以下信息和建议将对你有所帮助。

69

一般资料

你从第二章中学到，人们往往会由于性问题而责备自己，即使性问题是另一方带入的。在长期的伴侣关系中，要找到问题的最初原因有时相当困难。如果你能回忆起其他让你很享受的、没有压力的关系的话，那也许就是你的性伴侣将问题带入你们的关系中来的。如果你和你的性伴侣相处得很好，并且很享受性生活，那么性问题很可能就是你的性伴侣的问题。

具体建议

如果是你的性伴侣带来的问题，很关键的一点就是要将问题看作共同的问题。不指责你的性伴侣很重要，指责只会让问题更糟。

首先和性伴侣讨论这一事实，并确保你的爱和吸引力，如果交谈很顺利的话，你和你的性伴侣应该能就一起解决问题达成一致。

其次，鼓励你的性伴侣找到自己问题的原因，然后遵循前面的描述，支持和帮助你的性伴侣一起完成所有必要的步骤，以便于你们两个人都受益。

人际关系来源 3

如果你在人际关系来源 3 的"是"上打勾（√），那么以下信息和建议将对你有所帮助。

一般资料

当性伴侣沟通不畅时，性问题往往就会出现。这是因为一方或双方会变得很愤怒或不明白发生了什么。不交流还会使问题持续下去，特别是当问题是由其他事情引起的时候，因为夫妻可能会逃避寻找解决问题的方法。谈论性问题是困难的，即使是对沟通良好的夫妻来说。这是大多数试图解决性问题的夫妻所面对的一个普遍问题。

具体建议

第一步，如果你和你的性伴侣有这个问题，你们两个应当重读第八章的沟通部分。重点注意发送者和接收者技巧。

第二步，当你们两个能实践良好的沟通时，就可以约定有规律的会面时间。确保电话铃声和孩子不会打扰，会面计划至少一周两次或三次，经常会面将增加改善交流技巧的机会。

第三步是与性伴侣会面。每次会面持续 1～2 个小时。在初次会面中，谈论每个人都需要发展的发送者和接收者技巧，找到自身需要改善的技巧，不要评判你的性伴侣的沟通问题。

第四步是谈论感情和性亲密感。一条好的准则是让你的性伴侣知道自己正在做的事情哪些是你喜欢的，也讨论在伴侣关系中你想要的情感和性行为类型。

第五步是你和你的性伴侣要谨记性行为没有对或错，只有喜欢和不喜欢。一方可能不喜欢某一行为或性接近的方法，另一方则可能非常想要。做一个好的爱人，意味着关注性伴侣的言语和行为，来了解你的性伴侣喜欢或不喜欢什么。

人际关系来源 4

如果你在人际关系来源 4 的"是"上打勾（√），那么以下信息和建议将对你有所帮助。

一般资料

与性伴侣相关的愤怒和紧张肯定会影响性亲密的程度。对大多数人来说，如果他对其性伴侣感到愤怒的话，似乎不大可能会喜欢与其进行性生活。重要的一点是你的愤怒是否太强烈或者持续时间太长以至于你不能将其搁置一边。一些治疗的夫妻因愤怒太强烈，其治疗几乎不太可能取得进展。

具体建议

如果你对性伴侣感到愤怒或紧张，那么第一步是问自己一个问题：你能够将这些感受放置一边来努力增加亲密感吗？如

果你的诚实回答是"否"，那么不管有多难，你都应当寻求帮助。你将需要选择下面两方面中的一个——克服你的感受，或结束伴侣关系。如果你相信你的愤怒或紧张能够消除，那么进入第二步。

第二步是通过谈话和努力与对方达成一致的想法来消除愤怒。大多数夫妻会发现有两点要素可以帮助他们解决问题。首先，遵循第八章的沟通步骤，关注愤怒的原因，即便你们做这两件事情会带来更多的争论、紧张和愤怒。如果这样，你可能需要咨询师从外部来帮助你。一旦愤怒消除了，你就可以进一步解决引起你的性问题的其他原因了。

人际关系来源 5

如果你在人际关系来源 5 的"是"上打勾（√），那么以下信息和建议将对你有所帮助。

一般资料

这一问题发生在个体的性伴侣不能让其性唤起的时候。这种情况让人很沮丧，甚至还会发生在个体对其性伴侣有积极情感且在他（或她）身上看到很多好的方面的时候。对有些夫妻而言，情况似乎总是这样。例如，可能其性伴侣让他（或她）想到一个人，即他（或她）的母亲，但他（或她）却不能将其联系到性上。对其他的夫妻来说，这种情况源于长期的夫妻关系。个体可能会有性欲，但恰恰不会对其性伴侣有性唤起。事实上，另一方可能相当具有吸引力。另一方面，另一方也可能由于体重的增加或者随年龄增长而出现的其他变化而变得越来越缺乏吸引力。

具体建议

也许性吸引的缺乏一直存在。你的性伴侣可能符合你的大多数标准：他或她是一个亲切的好人；能使家人丰衣足食；好父母；幽默；为全家人喜欢。但是，你的性伴侣可能使你想起某些人比如你的母亲，这使得你不能将其联系到性上。也许，

你认为伴侣如此善良或出色，以至于很难将其与性相联系。例如，你可能认为，"只有妓女才充满风情，我的妻子，我孩子的母亲，不能充满风情"。

要解决这一问题，夫妻需要在设置更有情调的、更浪漫的环境上花费时间。偶尔去汽车旅馆或度假胜地度过一个浪漫的周末会有帮助。夫妻可以尝试每周抽出一定的时间来约会。还可以由一方选择一次约会的形式，而下一次由另一方选择。

还有另一种解决问题的方式，就是使用情色材料，如电影或服装。对此你必须谨慎，确保这些材料不会使你们感到反感。穿性感的衣服或以情色的方式行事可能会帮助你以新的眼光看对方，但这只有在你们双方都同意尝试且没有人会感到不安或反感的情况下才能起作用。改变的尝试需要多次重复，不要仅仅一次就放弃。

对性伴侣性欲不足可能也有其他的原因，它可能是长久以来不断发生变化的结果。长期伴侣关系的性欲可能会以各种各样的方式消失。

有求必应，从不说不：对做爱有求必应会让双方的性欲消失。对性不总是有兴趣是非常正常和自然的。总是想要进行性生活的人实际进行性生活的时间可能要少于理想状态。而且，与这样一个性伴侣一起会带走性的神秘感、新奇感和刺激感。而这些对于保持性欲是非常重要的。实际上，有求必应的人相当于是在说，"你的表现或性技巧没关系，我怎么都能做。"

不在意自己的外表：如果个体不努力让自己保持吸引力的话，他（或她）相当于是在说，"我不用再为这种关系努力了，你反正总会在那里。"另一方面，让自己保持吸引力的人等于是说，"我想展示给你我最好的一面，因为你的地位很特别。"

太亲密和太熟悉：有些夫妻会自豪地说他们会一起做所有事情。他们几乎没有不分享的兴趣、活动或朋友。表面上听起来这种关系很好，但长久来看并非如此。最好的长期关系应当有分享的兴趣、活动和朋友也有某些不分享的兴趣、活动和朋友。事实上，那些不能分享的事情会增进他们的关系并防止他们太过熟悉。过于熟悉会带走性欲，例如，在另一方面前裸体走来走去和洗澡时不关门。这与羞怯无关。双方在夫妻关系中保持神秘感会增加和保持性欲。

人际关系来源 6

如果你在人际关系来源 6 的"是"上打勾（√），那么以下信息和建议将对你有所帮助。

一般资料

被其他人的身体吸引是正常的，是生命中自然的事情。在夫妻关系中出现另一人就终止关系是非常不现实的想法。被性伴侣之外的其他人的身体吸引并不会必然引发问题。只有在个体因为这种吸引分心或者他（或她）在这件事上采取行动的时候才会引发问题。被性伴侣外的其他人吸引本身不会妨碍夫妻关系。但是，当个体已经怀疑他们的夫妻关系的时候，问题就会出现了。

具体建议

当你被其他的某个人吸引但还没有行动时，这会比较容易处理。一旦你有所行动，那么你就会冒各种各样的风险，包括疾病、妊娠、夫妻关系破裂以及伤害爱你的人，甚至也包括你的或其他人的性伴侣的报复。如果还没有付诸行动，但是坚持对性伴侣的忠诚又很困难，那么应立即寻求帮助。同治疗师或一个你信任的朋友分享你的秘密，做这些可以帮助你洞察吸引力。你必须找到你的"另外的吸引"是否是你自身或性伴侣不幸福的信号。在很多时候，你不能独自断定，你需要其他值得信任的人的客观观点的协助。

医学来源的解决办法

医学来源 1

如果你在医学来源 1 的"是"上打勾（√），那么以下信息和建议将对你有所帮助。

一般资料

过量使用酒精或其他药物对男女两性都会产生消极的影响。当你很陶醉或"很在状态"时，酒精或其他药物会影响进行性生活的能力。在有些案例中，即使个体停止饮酒或服药后，这种损害依然存在。只要你仍然滥用酒精或其他药物，性问题的治疗就不会起作用。每个人的耐受水平不同，你可能怀疑自己是否过度使用。问问自己，问问值得你信任的朋友，是否是酒精或其他药物以各种方式导致了你的性问题？酒精或其他药物是否影响了你的工作或你的夫妻关系？是否导致了经济问题和工作效率问题？它是否使你不能尽到自己的责任？如果回答是，那么无论你喝多少酒或服用多少药物，你都已经有了性问题。先为物质滥用寻求帮助，然后再处理你的性问题。

具体建议

如果你不确定酒精或其他药物是否正在影响你的性生活的话，你可以亲自测试一下。停止饮酒或服用其他药物一个月，观察这对性生活的影响如何，但不要依据一次记录就推断你的性生活是成功的还是失败的，相反，要看一个月的全部记录。如果你认为一个月的情况还看不清楚的话，那么在不饮酒或不服用其他药物的情况下进行性生活两个或三个月。如果你不能停止物质滥用至少一个月，那么，你极可能有性问题。对大多数男性和女性来说，一杯或两杯酒不会干扰性生活，但是，酒喝得越多，就越可能干扰性生活。处方药、街头毒品、非处方药对性的影响如何还不能确定。

医学来源 2
- -

如果你在医学来源 2 的"是"上打勾（√），那么以下信息和建议将对你有所帮助。

一般资料

在没有事先向医生咨询的情况下，你不应擅自更换或停用处方药。在大多数情况下，医生可以更换药物而不致影响你的

健康。你可能会认为你的性问题是在你服用某一药物后出现的。如果这样，就一定要去咨询医生。

具体建议

你和你的医生可以就更换或停用药物达成一致，如果这样，询问你的医生原药物的药性会在身体里持续多长时间，以及新药多久才会产生作用。不要在之前服用的药物从体内消除前就期待有任何变化。你不应推断任何事情，直到你已经在至少一个月内的时间里进行了数次性生活之后。你不能在仅仅进行一两次性生活后就得出结论。

如果你的医生已经改变处方，你在进行了多次性生活以后仍然有问题，那么药物可能就不是原因了。这时，你应当再次同医生进行交流，或可以推断出性问题是源自其他原因。回顾工作表10.1中的问题，看看你的性问题是否有其他可能的来源。

医学来源3

如果你在医学来源3的"是"上打勾（√），那么以下信息和建议将对你有所帮助。

一般资料

大多数时候，脊髓损伤后不能进行性生活的情况会立刻出现。如果是这样，那么就可以确定是损伤引起了性问题。由患有某种慢性病引起的不能进行性生活的情况是慢慢显现的。这些疾病包括心血管病，例如中风、心脏病发作，以及糖尿病，还包括影响神经系统的疾病，如多发性硬化症。男性可能会注意到勃起不够坚挺或性高潮不够强烈。女性可能会注意到阴道湿润程度下降和性高潮次数的减少（更多信息见书末的"阅读建议"）。

具体建议

如果你患有慢性病，那么就很可能会影响到性生活。但是，这些疾病决不会宣告你将不能再有性生活。最差的情况可能是

你需要调整性生活的方法。在大多数情况下，医学和心理援助可帮助你获得令你享受的性生活（Wincze & Carey，1991）。关键是你能否遵循医生的指导，尽可能地使疾病在你的掌控之下。在许多情况下，只要能将疾病控制住就能使性功能恢复。

下一步就是确保性生活的环境尽可能舒适，同时也要确定你和你的伴侣都能接受一种与你们过去享受的性生活不完全一样的性生活。因为疾病，你也许对可能影响你性生活的因素更敏感了，比如，噪音或疲劳现在可能会影响性生活，而以前却不会。最好的办法是你和你的性伴侣接受性功能的变化。这意味着要抱着"发生了就发生了"的态度，意味着你必须享受现在的每一次性生活，而不要拿现在的同过去的作比较。

有的人可能会选择医学途径来帮助他们更好地进行性生活，对男性来说，这些途径包括从处方药到外科植入等各种各样的选择，你应当同具备这方面医学常识的医生或治疗师探讨每种选择的好处和坏处。女性的选择则很少，因为阴道湿润度降低、性高潮次数减少可能有医学原因，一是绝经，另一个是疾病。医生可能建议女性最好使用润滑剂或采用其他途径。

医学来源 4

如果你在医学来源 4 的"是"上打勾（√），那么以下信息和建议将对你有所帮助。

一般资料

在第四章中，我们已经讨论了对性有直接或间接影响的医学因素，它们影响性生活只是因为它们使性生活的吸引力变小了，舒适度降低了。大多数时候，使性生活更令人享受的方法有很多，关键是找到解决办法，而不是退缩和逃避。试着不那么频繁地进行性生活，试着在某种情境下进行性生活，试着改变你所喜欢的性行为类型。所有这些方法要远远好于停止性生活。

具体建议

如果你的性生活正受到医学因素的间接影响，你应该找到关于这一因素的信息。你可以通过阅读或地方支持团体找到这些信息。对大多数的这些因素而言，阅读相关材料可以帮助你调整疾病的影响。最近的一些读物讨论性，并给出了一些建议和秘诀（更多信息见书末的"阅读建议"）。

第一步是等待，直到你的医学问题稳定下来而且不大可能恶化。在这段时间里，你和你的性伴侣必须彼此表达身体上的爱慕之意，这是一种既能保持亲密又不会导致性交的方式。它可以使你们不至于疏远，并且可以为将来你们进行性生活创造条件。

地方自助团体是信息的一个强大来源，同有类似性问题的人交流可以帮助你找到使性生活更好的方法。这些自助团体包括患有中风、前列腺癌、背部疼痛或其他疾病的人们。这些人非常坦率，并愿意分享曾经经历的事情来帮助你，使你的性生活更好。大多数地方报纸刊登了聚会的时间和地点。这些自助团体欢迎新成员及其伴侣加入。

医学来源5

- -

如果你在医学来源5的"是"上打勾（√），那么以下信息和建议将对你有所帮助。

一般资料

医学来源5对那些努力寻找自身性问题原因的男性至关重要。男性在晚上睡觉的时候通常都会勃起，即所谓的夜间阴茎肿胀（NPT）。对男性而言，一生中出现这样的勃起很正常。通常一个男人在睡眠时会有一到六次勃起，而只有正好在醒来时发生的勃起才会被意识到。勃起周期大多发生在男性做梦的时候，但梦并不一定与性相关。大多数男人认为是膀胱充盈导致了夜间勃起，但其实膀胱充盈跟勃起无关，而是由做梦时大脑释放的一种化学物质引起的。如果一个男人有夜间或睡眠勃起，那么，勃起障碍的原因就不大可能是医学因素了。

78

具体建议

得不到充分休息或睡眠受干扰的男性可能不会有睡眠勃起，弄清睡眠勃起是否存在的唯一方法是去咨询医生，大多数时候是找泌尿科医师，他们是性问题的专家。泌尿科医生使用的一种器具是可以在家使用的阴茎硬度测量仪，在晚上戴上它可记录勃起的所有变化。医生可从打印出的资料辨别勃起是否发生。谨记，如果你在看色情材料或手淫时勃起良好，你的勃起问题就不是医学问题。

概要

到现在为止，你已经致力于解决性问题的原因。现在，随着对你特定类型问题的治疗，你已经做好解决性问题的准备了。有些问题会有一个以上的应对策略，这些策略将在后面进行讨论。只有做完本书中所有的其他步骤之后，这些策略才会有用。也只有做好解决性问题的基础性工作后，治疗才会起作用。

具体问题的治疗

男性勃起问题和女性性唤起问题的治疗

在初期的练习中，你要抽出和伴侣在一起的理想的时间，并确保这是一个不会有任何干扰的私密的时间，开始同伴侣更坦率地谈论一些难以讨论的事情。这些练习为治疗奠定了基础。治疗的目标是增加身体亲密的舒适感，另外，它也能帮助你和你的伴侣在对性的需求上进行沟通。

感觉焦点

这种治疗被称为感觉焦点或快乐焦点。你和你的伴侣将发现一种使身体亲密但不进行性交的方法。无论性问题的原因是什么，这种治疗都会有帮助。其旨在给予彼此更多的愉

悦，而不是期望或要求性交。下面的步骤将帮助并指导你完成整个治疗过程。坚持每周努力治疗，直到你和你的伴侣轻松愉快。

- 每周设置 1 至 3 次你和你的性伴侣练习性抚摸的时间，这应该是一个双方意见一致，并且不会感到仓促或疲倦的时间。
- 你和你的性伴侣必须就性交不是练习的一部分达成一致意见——不管你们唤起的程度如何。原因有两个：一是它可以解除压力；二是可以让你更灵活，进行更多的探索。
- 你们也应当就性唤起不是目的达成一致意见，目的只不过是享受这种感觉。如果唤起发生，这是好的，但这不是目的。
- 通过交谈，你将知道那些能给你带来快感的舒适的行为。刺激生殖器时你能放松吗？还是说只有在拉手时才能放松？你应当知道适度的舒适水平，以便于在开始享受愉悦时不会超越这个水平。每次有愉悦感时，你们应当试着在此前所做的基础上增加更多的行为。
- 轮流取悦对方，或同时相互取悦，尝试这两种方法。
- 练习时尽可能少穿衣服。此外，从双方感觉到的舒适水平开始。
- 取悦期应当持续 15～30 分钟。
- 对喜欢程式化行事的夫妻来说，取悦期最有作用。因为这样，你就要严密地计划你将做什么，什么时候做，做多长时间。其他的夫妻喜欢采取更开放自由的方法，以此观察发生什么。我们强烈建议这种开放自由的方式，但是，如果进展停顿或停止，就需要采取更结构化的方法。
- 一旦你完成一个取悦期，就可以同伴侣一起讨论你喜欢什么，但要试着排除任何否定的批评。
- 继续这样做，直到你和你的伴侣对每一种你们希望的满足方式感到轻松，但不要觉得自己是不得不去喜欢性满足的各种类型。如果你和你的伴侣都反对某种性行为，就不要做这些行为。

■ 当你对性愉悦完全轻松时，有时你可以尝试性交。但不要觉得你每次都需要性交。良好的性关系意味着你能够轻松地说出你想要什么，或不想要什么，也意味着你可以在你想停止的任何时候停止，同时没有消极的反应或感受。

这种治疗对单身患者也有帮助。你必须找到一个在一起令你感到轻松、接受一般原则的伴侣，回避那些认为性交才是真正的性的性伴侣，也回避那些觉得一旦开始就要以性交结束的性伴侣。

男性早泄的治疗

对射精之前能够持续多长时间，男性和其伴侣必须要现实面对。在性生活过程中，男性必须享受于他正在做的事情，而不要有对控制的担忧。治疗这个问题的一个办法，是在射精之后，只要他能，就继续性交。许多男性犯了一射精就停止性交或抽出阴茎的错误，他们还会一射精就表现出愤怒或失败的感受。阴茎快速抽出肯定会带走男性及其伴侣的乐趣。许多男性在射精之后继续插入好几分钟，通过做这些，男性可以为伴侣延续快感，也带走了自我控制的忧虑。我们已经发现，一旦男性不再担心控制，就能更享受性生活，甚至可能坚持更长时间。

男性及其伴侣的另一个策略是就性高潮达成一致意见。如果他们同时达到或相继达到也不要紧；在任何一个时刻，如果一方或双方都没有达到性高潮，这也不要紧。通过对这些事情达成一致意见，就消除了控制射精的压力。这些一致意见也能给伴侣双方带来更多的快乐。

对有些人来说，以上任意一种策略都能起作用，但这对插入之前就射精的男性不起作用，对为预防疾病或怀孕而必须戴避孕套的男性也不起作用。在这些情况下，他可能希望尝试"挤压"技术。具体方法是：男性用两根手指和大拇指挤压阴茎的脊部，大拇指在阴茎头部以下，用力挤压并持续10分钟。在性刺激继续觉得快射精时，男性应当用这种办法。大多数时候，挤压可以使男性性刺激继续时持续更长时间。男性可以在插入之前或抽出之后应用这一方法，在一次性交中，挤压可以应用一次或多次。

男性和女性难以达到性高潮的治疗

性高潮问题常由没有被充分唤起引起，夫妻可以利用一些促进性唤起的事情，比如性感内衣或性幻想，甚至一些被禁止的幻想。帮助性唤起的另一种方法是新的行为、新的体位以及性玩具，准则是要找到最利于唤起的、伴侣双方都接受的条件。愿意尝试新刺激类型的夫妻将享受到更强烈的唤起，在任何时候，你和你的伴侣都不应尝试使其中一个人恼火的方法，因为这个方法是为了唤起你，而不是令你反感。

女性插入困难的治疗

有插入问题的女性必须慢慢解决问题。她们必须把解决办法置于自己的控制之下。基本的策略是每次练习插入一点点。大多数女性更喜欢单独开始治疗。你应当练习，一周数次，每次大约 15～30 分钟。在你易于插入的水平开始练习，然后在每一个时期内每次增加一点点。你可能希望通过手拿镜子刚好看到生殖器开始练习。下一步是触摸阴唇几分钟，使用中指插入阴道，每次一点点地增加时间和深度，直到你能够把中指全部插入，并持续夫妻性生活所需的那样长的时间。你可能希望在淋浴时或坐在床上时练习。你应当使用能给你舒适感的方式和体位。

在独自练习之后，你可能希望伴侣也参与进来，你的伴侣也应当受你的舒适水平的指导。每次增加时间长度和插入深度，直到完全的性交发生。做这个练习，对男性伴侣来说是真正的挑战。但是，如果你们提前讨论了所有指导以及期望的目标，就能练习得很好。

男性和女性性兴趣或性欲低的治疗

抑郁或不良的伴侣关系会导致性欲低。如果是这种情况，那么性欲低的人可能就需要更多的刺激。情色电影或杂志可增强性欲，对大多数人来说，至少在观看情色电影 48 小时内还能

提高性兴趣。使性生活更浪漫或去做假期旅行都会增加伴侣的性兴趣，并且能持续几周或者更长的时间。当然，仅靠度假旅行来提高性生活质量的成本可能是昂贵的，但是，重要的是可以偶尔通过这样的方式来努力提高性生活质量。

总结

　　本章帮助你解决你的性问题，重点是练习和治疗。因此，本章最后没有练习，本章中的大部分策略需要练习多次才会有效，并且还需要不断地同伴侣交流来评估你们的进步。

复习

　　判断对错，在你认为正确的选择下方画线。答案见附录 B。

1. 治疗的目标是使性生活恢复到有性问题之前的那种状态。

对　　错

2. 性生活常常需要仔细计划才会令人享受。

对　　错

3. 单身者应当寻找最有吸引力的人来帮他（或她）克服性问题。

对　　错

4. 处理性问题的第一步是收集准确的信息。

对　　错

5. 因性问题而指责伴侣将妨碍治疗。

对　　错

工作表10.1 性问题的常见原因或来源

个人来源

1. 当你还是孩子或青少年时，关于性或你的身体的信息曾让你心烦意乱或不安吗？

_____是_____否

2. 作为一个孩子或青少年时，你得到过有关性的信息吗？你得到过不正确的性信息吗？

_____是_____否

3. 作为一个孩子或青少年时，你曾受过性虐待吗？在你所认识的朋友或家人中，有谁受过性虐待吗？

_____是_____否

4. 作为一个成年人，你曾经有过使你觉得心烦意乱或羞愧的性经验吗？

_____是_____否

5. 你对异性有普遍的愤怒或恐惧吗？

_____是_____否

6. 你现在有跟性无关的问题吗，比如低自尊、担忧、抑郁、创伤或恐惧？

_____是_____否

7. 当你有性机遇时，是在一个私密、舒适的地方吗？

_____是_____否

8. 你对自己的性取向感到困惑吗？

_____是_____否

人际关系来源

1. 你的性伴侣对性紧张或不安吗，或者他或她看起来对性生活没兴趣？

_____是_____否

2. 你的伴侣有自身的性问题吗？

_____是_____否

3. 你同你的性伴侣交谈时感到困难吗？

_____是_____否

4. 你对你的性伴侣感到紧张或愤怒吗？

_____是_____否

5. 你对伴侣缺乏身体上的吸引吗？

_____是_____否

6. 和伴侣相比，其他人对你的身体吸引力是否更强烈？

_____是_____否

医学来源

1. 你现在服用或滥用酒精或其他药物吗？

_____是_____否

2. 你正服药来治疗精神问题、高血压、溃疡或癫痫吗？

_____是_____否

3. 你有糖尿病、心脏病、神经疾病或脊髓损伤吗？

_____是_____否

4. 你有导致你感到害羞或尴尬的健康状况吗？你有导致疼痛、疲劳或恶心的健康状况吗？

_____是_____否

5. 如果你是男性，在任何时候，即当你和伴侣在一起的时候，当你自慰时，或你晚上醒来时，你都不能勃起吗？

_____是_____否

第十一章

不断进步，预防复发

一个良好的开端

如果你已经读到这儿，那么你已经有了一个良好的开端。如果你的伴侣也已经读了这些材料，那么，你们就都有了更好的开端。如果每一个练习你都已经做了，那么你已经为解决性问题设定了目标和治疗方法。你和你的伴侣也已经完成了一些目标，并为另一些目标而共同努力。你要做的一个非常重要的部分是为所期望的练习设定时间，练习的时间和地点必须确保尽可能没有压力和干扰，不管你是独自练习还是和伴侣一起练习，都必须是在私密的、没有压力的环境中。

尽管你竭尽全力，做了最好的打算，但处理你的性问题可能还是很难。你看起来似乎很努力，但有时可能忧虑不安。如果你和伴侣一起努力，你们彼此都可能变得忧虑不安。在你直接处理性问题时可能勾起过去的不愉快的回忆，这些回忆可能阻碍甚至使你不能面对你的性问题，这种感受是不同寻常的。如果你能找到正在发生什么以及它为什么发生，那么你就能克服这些感受。

如果你逃避练习，你应该怎么做

有时，你可能没有注意到你在逃避你的问题。首先，不练习的原因似乎理由充分，"我真的忙着工作呢"，"我正在家里陪客人呢"，"我正在月经期呢"，"我的性伴侣正在月经期呢"，

86

"我感冒了"。如果是你和你的伴侣一起解决你的性问题，那么你们两个找借口是常见的。因为毕竟面对问题可能很困难，你也可能心力交瘁。

如果已经一周没有练习，你应当认真地检讨原因。也许你没有赋予练习更多的重要性，因此在练习之前安排了其他事情。在计划去练习时，你本来会捡到中奖彩票吗？如果你回答"是"，那么你极可能是在逃避练习。如果你回答"否"，那么不能练习的原因最可能反映真正的问题，而不是逃避。保证下一周你一定会去练习。

如果你认为你和你的伴侣都不是在逃避练习，那么你必须找到原因。最常见的原因是对性伴侣可能的反应缺乏自信或信任。特别要确定在过去是否存在大量的和性问题有关的愤怒和指责。为了练习，你必须再次确定即使犯错也没有关系，也必须确定不会被伴侣批评。对那些从不讨论性和对彼此心存怨气的夫妻来说，逃避是常见的。

如果有逃避，你可以采取以下步骤：

■ 承诺：提醒你的伴侣你很在乎你们没能坚持练习。让你的伴侣与你一起制订一个能坚持练习的更好的计划。避免指责。确保练习适合你们，并承诺做到。

■ 舒适：询问你的伴侣，他或她是否对所制订的计划感到舒适。关键的一点是不要勉强。记住，要从较容易的步骤开始，这样能使大多数练习简单一些。例如，也许你计划好了练习拥抱和抚摸对方，但是发现这太有强迫性了。如果这样，你可以简单地交谈和握手，而非互相拥抱。

■ 期望：与你的伴侣一起回顾练习的细节，包括时间、地点、练习的长度和练习频率。注意你与你的性伴侣可能在对练习的期望上存在差异。这也会引起问题，例如，每一方可能都在等待另一方迈出第一步并且做出具体计划。确保交谈结束后，你们两个都能理解和同意所有的细节问题。

■ 目标：回顾你的目标。你期望实现什么样的改变以及你需要多长时间来实现它？如果你正与你的伴侣一起努力，你们的目标相同吗？有时人们会认为进步太慢而变得沮丧，并因此逃避练习。通常，多数性问题的持久改变需要

花费很长时间的努力。但是，有助于减轻性问题的变化会很快发生。仅仅了解性问题以及应对它们的方式对很多人就很有帮助。大多数时候，这种减轻作用来自与性伴侣的交流，前提是交流起到支持的作用而非指责。阅读这些以后，你要为减轻问题做好准备，并制订出治疗计划。

重新评估目标

也许你已经回顾了承诺、舒适、期望和目标四个步骤，也许你已经重新开始练习，如果你仍然不能取得进步，你可能需要回顾全部的目标。仔细想想，对你来说它们现实吗？你或许需要复习第十章中的性问题的可能来源。你是否漏掉了一些可能的来源？你是否拒绝接受某些可能导致性问题的事实？例如，一些夫妻不愿承认他们彼此不再相互吸引，或不再爱对方。你不要把其他深层的情感与性吸引或爱混淆。你可以感恩和充满责任感；可以欣赏伴侣，或在感觉上和伴侣非常亲近；你对伴侣可以有对兄弟、姐妹或最好的朋友一样的良好感觉，但它们并不必然导致性的感觉。如果你对自己的性吸引力不能确定，那么就承认它，然后你可以直接地处理它。

其他的很多事情也可能妨碍你的进步，如果你通过复习或与伴侣交谈不能找出问题，那么你就可能需要专业的帮助。

同治疗师一起努力

如果你仍然逃避练习或不能找到你的性问题的性质，那么合适的治疗师会对你有帮助。不是所有的治疗师都适合解决性问题，同样，不是所有的治疗师都具有做这些的专业知识和技能。要找到解决你的性问题的最好的治疗师，你应当多方询问。询问朋友或家人可能会令你尴尬，如果这样，你应当询问家庭医生，并让他推荐某个人。如果在附近有一所大学，那么你可以给精神病学或心理系的负责人打电话，也可以给州里的心理学家或精神病专家团体的负责人打电话，你可以从电话指南中找到这些电话号码。

一旦你知道一些治疗师的名字，就可以给他们打电话，并在电话中咨询问题，了解治疗师处理性问题已有多长时间，也询问这是否为其所长。理想的是你能够"联系"一位治疗师，一个有性问题治疗经验的，并且让人感到放松的治疗师。

　　治疗师就是帮助陷入困顿的你处于正确的轨道上的人。对许多人来说，这种支持是使事情向正确的方向前进所必需的。你的目标可能不现实，或不符合你的伴侣的目标，如果这样，治疗师可以帮你设定新的目标。

练习

　　你必须明确你的目标以及你愿意为之努力多长时间。写下你的目标以及你认为能实现目标的时间。然后，写下你认为可能阻碍你实现目标的事情，做这些可帮你找到实际的拖延治疗的借口。

复习

　　判断对错，在你认为正确的选择下方画线。答案见附录 B。

1. 对于大多数性问题，仅仅是获得正确的信息，就可以立刻使你看到一些改变。

对　错

2. 逃避练习的一个常见原因是有害怕受到伴侣批评的顾虑。

对　错

3. 大多数性问题的矫正需要许多年的努力。

对　错

4. 治疗师有助于告诉夫妻谁应因性问题而受到指责。

对　错

5. 找到一个良好的治疗师的最好途径是通过黄页。

对　错

第十一章　不断进步，预防复发

89

第十二章
巩固成果，预防复发

回顾从本书开始以来的进步

到这部分内容时，你应当已经在性问题上有了一些积极的改变。你可以依据不同的水平对改变进行评估。工作表 12.1 中的一览表是对应当发生改变的重要方面的回顾。浏览工作表 12.1，回顾这些方面，同时回顾改变和进步的程度。核对你在每一方面已经取得的变化程度。

工作表 12.1 会使你明白，性问题的改变会在不同水平上发生。你也可以对每个水平分开处理。工作表列出了处理每个方面的章节。如果你勾选"没有改变"，就有一些可能的缘由，譬如，你或许在阅读本书之前就已经知道了这些信息；或许你的性问题需要做更多的工作和需要更多的时间。

如果你在大多数方面勾选"改善很大"或"有所改善"，那么你就取得了良好的进步。保持不断进步，不要倒退非常重要，你可以采取一些具体的步骤来确保不断进步。

识别何时出现了倒退

你已经获得了一些性知识，并且了解了自己的性问题，你不太可能回到本书开始前提到的那种状态。如果有一些遗忘，快速的复习可使你想起这些重要的信息。重新阅读本书最初的几章，以及附录 A 中的"常见的性荒诞说法"，性行为的进步

就更可能会显现。可能改变的方面有:

- 向伴侣表达爱意的频率
- 与伴侣进行性接触的频率
- 进行性生活时的舒适度
- 性生活的质量

对每一个方面,你应当设定一个你能接受的期望范围。当然,你可以期望每次性体验都不同。有些可能很美妙,难以忘怀;其他的可能很平淡,甚至不那么好,这种差异是正常的。如果你有性问题,仅仅一次的性体验还不能确定性体验有多好或多坏,而是应该视性行为的整体或全部模式而定。你必须确定哪些是可接受的性模式,哪些是不能接受的性模式。例如,有些人可能说,如果每天做爱少于一次就有性问题;另一些人可能说6个月还不到一次是有问题。在这四个改变方面的每一个方面,设定一个你能衡量的可接受的变化范围。低于这个范围是一个信号,表明你正在倒退。

下面是一些例子,可以帮你设定可接受的目标,以及知道什么时候你出现了性问题。这仅仅是建议,你必须确立最适合自己的方式。

- 表达爱意的频率:你可以确定表达爱意应该至少每天一次。表达爱意可能意味着赞扬、接吻、拥抱你的伴侣,仅仅一天没有这样做不必惊慌,但连续七天没有这样表达爱意就需要注意了。
- 性生活的频率:确定你想要多久进行一次性生活以及可能使你变得忧虑的节点。另外,仅仅低于这个频率并不意味着你就该很警觉了。你来确定什么是一个警告标志。
- 性生活的舒适度:你可以在1到10的量尺上测量性生活的舒适度,1代表非常非常的不舒服;5代表舒服;10代表非常非常舒服。看下面的量尺。例如,你可以在改变的一系列评估刻度中确定3或少于3次为舒适水平。

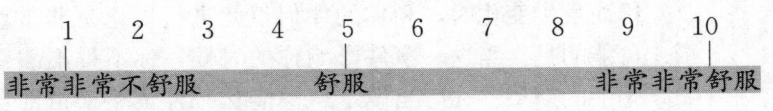

1	2	3	4	5	6	7	8	9	10
非常非常不舒服				舒服					非常非常舒服

- 性生活的质量:你也可以在量尺上测量性生活的质量,

91

由你和你的伴侣共同来确定。看下面的量尺。采用类似
的准则来确定什么时候你该保持警觉。

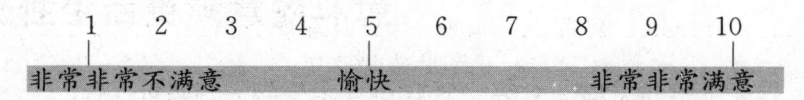

如果结果低于你所设定的期望值，那么就应检查是什么导
致了问题的产生。大多数时候，主要的一步是明白有问题存在。
你可以通过回顾之前有用的治疗很简单地纠正它。当设定好可
测量的清晰的期望值后，你就可以在问题持续很长时间之前回
到正确的轨道上。如果允许问题持续很长时间，那么纠正它就
很困难。由你和你的伴侣共同设定期望值至关重要，你们需要
共同认定每一部分内容的警戒点，也应当通过交谈来探讨如何
做才能维持在正确的轨道上。通过这么做，你们就能预防倒退，
巩固治疗成果。

建立结构化程序来巩固效果

性问题的反复要么发生得很慢要么发生在个人生活中的重
大变故之后。只要出现一点反复，个体很可能就松懈了。个体
要想享受性生活就必须保持持续的关注。你必须密切关注自身
心理和身体的健康，以及最适合你们的性生活环境。如果你有
稳定的伴侣，那么你还必须关注最适合伴侣的性生活环境。仅
仅因为你们彼此相爱或支持，彼此慰藉，并不意味着性将是美
妙的。性需要精力和专心，除非你作出努力，否则，性满足可
能比想象的要少。

如果性问题的反复发生在你生活中的重大事件后，你就需
要判断这件事对你意味着什么，以及它为什么会影响你的性生
活。一个新生婴儿可能带来疲劳、担忧并不断地占用时间。这
些几乎总会降低性生活的频率和质量。当性生活因诸如这样事
件而发生变化时，和你的伴侣就此进行讨论是非常重要的。最
可能的是，当这一事件影响你的时候，你不得不改变自己对性
生活的期望。你应当设定期望值和一种策略来帮助自己应对生
活事件的影响。例如，在新生婴儿诞生的情况下，你可能需要

改变性生活的频率和性生活的方式。可以计划偶尔分开一小段时间，使性体验焕然一新，也可能同意多爱抚而减少性交。这些调整能帮助你缓冲生活事件的影响。记住，性不是全或无的活动，而是一系列的活动。

结束语

如果你有希望改变的积极动机，本书中的步骤将对你有用。此外，你必须坚持不懈，必须认真地阅读和遵循操作指南。如果你和你的伴侣一起努力，要想取得成功，你的伴侣就必须接受你的想法并持非批判性的态度。许多读者当前可能没有伴侣，但对他们来说，许多建议和练习仍然有帮助，这些建议和练习可以独自进行，无需伴侣。此外，这方面的知识还可以帮助一个人在未来与伴侣建立更有意义的性生活。

祝贺你！做到这一点，你已经非常努力了，你所做的一切值得表扬。我们真诚地希望你能改善你的性生活，踏上成功之路。

练习

检查工作表 12.1 中"没有改变"一栏中所有的勾选标记，写出你认为你缺少改变的部分的原因，利用它们来确定接下来的行动内容。如果你正和伴侣一起努力，就要对照你们的答案，并一起确定下一步怎么做。

复习

判断对错，在你认为正确的选择下方画线。答案见附录 B。

1. 你所获得的性知识可能将伴随你一生。

对　错

2. 性生活的舒适度降低意味着你正在倒退。

对　错

3. 性生活的频率为每一个年龄段的人所熟知，你应当尝试
与你的年龄相配的频率。

对　错

4. 在孩子出生后，大多数人的性生活减少了。

对　错

5. 具有希望改变的积极动机是使你的性生活更好的最重要
的因素。

对　错

改变的方面

1. 关于性问题知识的一般水平（第一至四章）

改善很大　　　　有所改善　　　　没有改变

2. 关于自身性问题的详细信息（第五至七章）

改善很大　　　　有所改善　　　　没有改变

3. 同伴侣一起谈论性问题（第八至九章）

改善很大　　　　有所改善　　　　没有改变

4. 正确认识我的性问题是什么（第十章）

改善很大　　　　有所改善　　　　没有改变

5. 知道我的性问题的来源（第十章）

改善很大　　　　有所改善　　　　没有改变

6. 知道如何处理我的性问题（第十至十一章）

改善很大　　　　有所改善　　　　没有改变

7. 能对我的性问题进行系统的处理（第十章）

改善很大　　　　有所改善　　　　没有改变

8. 能确定我什么时候会逃避处理自己的性问题（第十一章）

改善很大　　　　有所改善　　　　没有改变

9. 我对自身性问题的态度（全书）

改善很大　　　　有所改善　　　　没有改变

10. 我对自身性问题的解决（全书）

改善很大　　　　有所改善　　　　没有改变

第十二章　巩固成果，预防复发

95

附录 A
常见的性荒诞说法

在我们的社会中，只是在最近才可以讨论性。因此，很多人没有获得正确的事实和性知识。他们对性的了解，很多来自玩笑，或不比他们知道得更多的朋友。结果是，很多人相信不少关于男性和女性的性荒诞说法。相信这些荒诞说法给性关系带来了很大压力，这些压力可能导致伴侣一方或双方的性问题或促使其持续。

在进行我们的治疗计划时，我们已经描述了一些最常见的性荒诞说法。有些可能不适用于你和你的伴侣，另外一些则可能适用。阅读这 13 个最常见的性荒诞说法，和伴侣讨论那些可能适用于你和你的伴侣的荒诞说法。

荒诞说法 1："越大越好"

一个非常常见的荒诞说法是，男性阴茎越大，越有男人气概，或对女人越有吸引力。下面是一些事实：

当阴茎没有勃起时，阴茎的长度和宽度存在差异。但是，大多数阴茎在勃起时大小大致相同。当然，有大的，也有小的，但极端情况很罕见，就像低于 4 英尺或高于 7 英尺的人一样。多数男性勃起时阴茎长度在 5 至 7 英寸之间。

关键的一点是，阴茎大小与性愉悦无关。首先，大多数时候，阴道会适应阴茎的大小。其次，女性性唤起发生在阴道外 1/3 处，并且大部分环绕阴蒂。阴茎伸展、摩擦阴蒂和外阴的皮肤才会产生最大的快感。

荒诞说法 2："无论何地，无论何时"

另一个荒诞说法是，一个"真正的"男人应当随时都准备好、有意愿并且能够进行性交。但是，总是想性交的男人较罕见。例如，1948年，Kinsey、Pomeroy和Martin曾经做过一项大范围的调查，他们报告了已婚夫妻性生活的平均次数。61岁以上的人，每周一次；16~20岁的人，每周四次。许多因素可以影响男性和女性的性欲。在这里，我们可以讨论一些较为重要的因素。首先，情绪状态对性欲有巨大的影响，当你感到愉快和放松时，就更可能被唤起。如果你感到疲倦、低落或焦虑，"脑子里还想着其他事"，或者病了，你就不太愿意性交。其次，男性在压力较大的情况下不能勃起也是常见的。

酒精是许多人不了解的药品，它是镇静剂，这就意味着它能使躯体松弛，也使人更放松，不受抑制。因此，当你喝酒时，你可能感到唤起更强烈，因为你不受抑制。但是，有的男性也可能发现勃起困难，因为身体已经松弛了。事实上，当酒精仍然在身体里时，许多喝了大量酒的男性不能勃起。当然，当我们说"大量"时，数量是因人而异的，可能很少，两杯或三杯。

另一个影响性兴趣的因素是年龄。在人的一生之中，人们希望并且进行性生活是非常正常的。一般来说，性欲和性频率随年龄增长而降低。另一个变化对老年人来说是常见的，他们可能需要更多的时间、更多地刺激阴茎才能勃起，才能达到性高潮。

荒诞说法 3："我应当能持续整个夜晚"

另一个荒诞说法是一个男人应当在性交过程中"永远持久"。这个荒诞说法曾经出现在书籍、杂志、电影和笑话中。在许多电影里，年轻的男主角同许多女人做爱，似乎从不射精。因此，很多正常的男人认为，早泄是因为他们不能"永远继续下去"。

早泄是一个显著的问题，并不仅仅意味着男性射精太快。大多数时候，如果持续刺激（摩擦），男性射精会更快。

97

男性需要多长时间才会射精，人们了解得较少，这是因为射精所需的时间在男性中有很大差异，每次也不同。Kinsey 等（1948）报告，男性在性过程中平均需要 30 秒到 15 分钟才射精。

性需要多长时间不重要，重要的是你和你的性伴侣感觉舒适，并能享受这种体验。有许多享受性生活的方式（见荒诞说法 7）以及许多能持久和获得愉悦的方法。性享受并不仅仅依赖于男性需要多长时间射精。

荒诞说法 4："太多自慰是不好的"

许多男性和女性仍然相信自慰是错误的，甚至是有害的。现在，大多数人知道，自慰不会导致手掌长毛或失明。但是，有些人相信自慰会以某种方式耗尽"性驱力"。自慰是正常的，并被多数男性和女性所喜欢。仅仅像和伴侣做爱一样，自慰没有危险或坏的影响。性欲取决于多种因素（荒诞说法 2）。性驱力不是一种有限的资源，像汽车燃料一样可以被耗光。当然，在自慰之后，你会感到唤起相对较弱，就像在做爱之后一样。其次，性高潮过后有一段时间，男性不能勃起。这被称为"不应期"。这个时期一结束，你受到刺激就又会被唤起。

荒诞说法 5："有性伴侣的人不自慰"

许多人相信，如果你有幸福满意的性生活，就不需要自慰。一个人自慰不是为了满足身体需要，而仅仅是享受快感。导致人们想要自慰的原因有许多，自慰的人绝不奇怪，绝不是性欲过剩或不成熟，也不是对伴侣不忠的标志。Kinsey 等（1948）发现，25 岁以上已婚的人平均 2 周自慰一次。

荒诞说法 6："幻想其他事情意味着我对我所拥有的感到不幸福"

"如果我幻想其他的伴侣或其他类型的性行为，那么就意味着我不再爱我的伴侣了。"这种观念常导致对非常正常的性幻想的内疚。幻想其他人或其他行为，甚至是在性生活中，也可以

带来大量的快感,这也是非常常见的。性幻想是正常的、无害的。有些人每天幻想好多次,有些人从不幻想。谨记,仅仅是想象,并不意味着你真的去做或想去做。

荒诞说法 7:"如果我不能勃起,女人就不会喜欢我"

这种荒诞说法同荒诞说法 1 和荒诞说法 3 相似,就是女性不会被不能勃起的男性吸引。有些男性认为这是因为不能勃起就不能使女性怀孕。另一些人认为这是因为不能勃起就不能给女性快感。

首先,勃起和射精完全不同。是射精使女性怀孕,即使没有勃起男性也可以射精。此外,如果女性被充分唤起,即使阴茎不那么坚挺,也能插入阴道。

其次,这个荒诞说法的第二部分也是不正确的。它说除非男性勃起,否则女性不会被满足。这种荒诞说法来自对阴茎的迷恋。性并不等于性交,可以用许多方法来享受性。阴茎插入阴道只是一种方法。接吻、抚弄、爱抚、口交都能给予他们大量的快感。所有的这些都是给予和接受快感、达到性高潮的方法,而且没有性交。性爱手册是产生好主意的一个不错的来源。使用一本性爱手册,既不犯错误,也不"肮脏",会很美妙。事实上,男性偶尔不能勃起是夫妻尝试新事物的一个很好的原因。

荒诞说法 8:"如果我不能勃起,我就不真正爱我的伴侣了"

在成年人的生活中,多数人有时不能勃起或持久勃起。不能勃起要比大多数人认为的常见得多,但是没有被公开谈论过。McCarthy(1988)发现,男性到 40 岁为止,至少会勃起失败一次。不能勃起是一种常见的、正常的现象,它的产生有很多原因。只有在妨碍性愉悦时,它才是问题。许多男性和女性相信,当男性不能勃起,他就不爱他的伴侣了。当然,不关心或不被伴侣吸引会使勃起更困难。但是,不勃起并不意味着你不爱你的伴侣,男性不能勃起或持久勃起有许多原因。有些是由于疲劳、抑郁、应激、疾病、过度饮酒等。

日常生活中，有许多种原因会引发勃起失败。这些已经在第五章中讨论过。

荒诞说法 9："如果一个女人不过性生活，那么她就对性不感兴趣"

很多事情对男性性行为有影响，对女性的性欲和性行为也有影响。这些因素包括应激、疲劳、体内的酒精、疾病以及药物副作用。所有的这些都会对女性的性欲产生显著影响。例如，一个女人的性伴侣过去可能有勃起问题，如果这样，她可能因担心给他过性生活的压力，以至于回避拥抱、接吻或拉手。她认为她的伴侣将把这些看作必须性交的信号。与此同时，这个男人可能会回避任何形式的性行为。他认为他的伴侣如果不能性交，就不想有任何形式的亲近。因此，伴侣双方都"错过"了。

最有可能的是，伴侣双方都愿意再次有某些形式的身体上的亲近。但是，没有一个人愿意开这个头，因为他或她会顾忌对方会有的反应。解决这个问题的最容易的办法是讨论它。找出你的伴侣不再进行性活动的原因，并让他或她知道你的感受如何。如果一方或双方感到进行性生活有压力，那么达成一个协议。确定你们俩将重新开始身体上的接近，但是相互理解。在一段时间内，无论哪一个被唤起，你们都不能进行性交。要坚持这一协议，即使你已经勃起。通过这种方法，你和你的伴侣会重获身体上的亲近感，而不会感到必须从事性生活的压力。

荒诞说法 10："如果我的性伴侣达不到性高潮，这意味着我不足够好"

许多女性达到性高潮是困难的。许多女性享受性并感到满足，即使她们可能从来没有或很难获得性高潮。在过去的 10 年中，媒体已经给了许多女性和她们的伴侣很多压力，他们总是宣传更经常获得性高潮或获得多重性高潮的女性的事情。

当一个女人认为，她应当每次获得一系列的性高潮，她就开始只关注这些了。她忘记了性是快乐的这一点，也忘记了有或没有性高潮，她都可以用许多方法来享受性愉悦。因此，她

给自己压力，并且以某一方式进行性生活。她欺骗自己和她的伴侣——就像男性将性和勃起等同一样。

与此同时，许多男性认为自己努力不够，特别是当他们的伴侣没有获得至少一次性高潮的时候。因此，伴侣双方都给了自己压力，他们认为，在性生活过程中，他们必须用某一种办法来进行，就如媒体所言的那样。如果你和你的伴侣曾经掉进这个陷阱，要做的最好的事情就是讨论它。通过讨论你们的性体验，你们可以相互帮助，回到正确的道路上来。正确的道路是要记住，有性是为了享受和快乐。你们做的使任意一方感受到压力或不自在的任何事情，都会影响你们达到这一目标。

在讨论时，要讨论你们每个人喜欢的事情，如拥抱、接吻以及性幻想。告诉对方这些事情。同时，思考那些会使每个人感到有压力的事情，并把这些告诉对方。坦率讨论这些话题可帮助你们了解双方喜欢什么，不喜欢什么，这是发现对方体验方式的唯一方法。

荒诞说法 11："如果一个男人知道自己可能不能勃起或持久勃起，对他来说，和伴侣开始性活动是不公平的"

这种广为人知的观念完全不正确。不公平的是没有询问你的伴侣就主观认为，你知道伴侣在想什么。许多男性说，他们知道他们的伴侣不想要任何形式的性生活，是因为如果不能"持续下去"，他们将会受到太大的挫折。经常，男性说他们知道这些，不是来自伴侣所言，而是来自他们的行为方式。例如，这些男性主观地认为他们的伴侣不再进行任何形式的性活动，因为她们不想。但是，记住荒诞说法 9。女性可能不想进行性生活有许多原因。一个女人不再进行性生活，常常是因为她体贴。她不愿给伴侣做爱的压力，唯一的了解伴侣在想什么的方法是直接问她。

许多男性认为，如果女性不能性交就会在性生活过程中感到十分挫败。只有当她曾经获得过性高潮，并且现在在充分唤起的情况下仍不能获得性高潮时，这才是正确的。刺激阴蒂会使女性获得高潮，阴蒂是女性性器官外阴的一部分，

附录 A　常见的性荒诞说法

因此，可以用许多方法刺激它，爱抚以及口交，都可以使女性达到高潮。

荒诞说法 12："恋爱中的人应当下意识地知道伴侣的性欲望，性是自发的——如果你询问你的伴侣喜欢什么，就不浪漫了"

每个人的身体都有所不同，因此，每一个人对性刺激的反应不同。你的某个身体部位可能对性接触非常敏感，而对其他人来说，这些部位可能不敏感。不管你过去曾有过多少个伴侣，你都必须告诉你当前的伴侣，除非你已经和伴侣谈过，否则你就不能确切知道他或她喜欢什么。你的伴侣的某种方式的蠕动或呻吟，并不一定意味着他或她被你的所作所为唤起。确定的唯一方法就是询问他或她，听他或她告诉你什么。同样，你必须告诉他或她你喜欢什么。

许多人认为这样的交谈不浪漫。但如果两个人在性生活过程中不明了伴侣喜欢什么瞎试一气，这才不浪漫。一旦你知道伴侣的好恶，就不需要在性过程中谈论太多。但是，你需要给自己一个机会，找到确切的第一敏感部位。

荒诞说法 13："集中关注勃起水平——努力尝试——是勃起的最佳途径"

许多有勃起或持久勃起问题的人认为，他们应当在性生活过程中关注他们的阴茎，这种关注可能是最没效果的勃起方法。使男性勃起的是性想法和性行为。关注没有勃起的阴茎肯定不是唤起的方法。因此，这种勃起或持久勃起的"努力"没有意义。更重要的是，你要提醒自己，你的性目标是和你觉得亲近的人一起给予并获得性愉悦。性不应当起作用，就像把全部注意力都放在勃起上的男性经常变成的那样。

谨记，性不等于勃起，不等于性交。你和你的伴侣有许多途径相互取悦，性交仅是其中的一种。大胆一点！跟你的伴侣谈谈，找到你们俩彼此享受的新途径！

附录 B
各章复习题答案

第二章
----

  1. 错。在整个生命中，男性和女性自慰是常见的。即使他们恋爱了，跟伴侣有性关系，也会自慰。对男性或女性来说，自慰是正常的，不自慰也是正常的。

  2. 错。许多因素都会影响男性的勃起，伴侣多么地有吸引力或多么有意愿都不是唯一的因素。

  3. 对。无论男性还是女性，回避谈论性问题、回避性生活是常见的。

  4. 错。男性通过"考验"来探究性是否在其他情境中"工作"比女性更常见。

  5. 错。如果你回避各种各样的表达爱意的身体接触，你将更疏远，这将使性问题更糟糕。夫妻最好将注意力放在表达爱意的身体接触的愉悦上。

第三章
----

  1. 错。个体学习到的知识对成年后的行为举止有最重要的影响，尤其是个体在孩提时代获得的性信息和性经验。

  2. 对。另一种名称是性倾向。

  3. 对。对男性和女性来说，产生"被禁止"的性幻想是正常的。

  4. 错。研究显示，男性和女性的自慰贯穿终生，即使他们婚姻幸福。

5. 错。许多因素可以导致夫妻不再彼此享受性爱，包括医学因素和环境因素。

第四章
----

1. 糖尿病、心脏病以及影响神经的疾病都对性功能有直接影响。

2. 背部疼痛、感染、肺病都对性功能有间接的影响。

3. 对。许多治疗抑郁的药物可以降低性欲，降低获得性高潮的能力。

4. 错。没有食物能改善或提高性欲或性反应，重要的是健康和良好的营养。

5. 错。据我所知，没有一种毒品可以使人的性功能更好。

第五章
----

1. 对。所有这些情绪使心率加快、呼吸加快、血压升高。

2. 错。糖尿病对大多数男性的性生活有影响，但其他的一些因素，如感觉唤起如何，可以压倒其消极影响。糖尿病对性生活有妨碍，但并不总是使男性完全不能做爱。

3. 错。将注意力集中于愉悦总是比集中于表现要好。

4. 对。男性对其他因素担心越多，性问题就越多。

5. 错。即使有一个可以配合的、愿意的伴侣，也会有许多因素会带走愉悦。你对伴侣的感受非常重要。

第六章
----

1. 错。单凭意志力似乎不能帮助大多数男性。

2. 对。几乎所有的 30 岁以下男性在所有时候或大多数时候都会快速射精。

3. 错。男女两性的性高潮都呈现从温和到强烈的变化。这取决于积极的或消极的因素在有限的时间内的多少。

4. 错。女性不需要获得性高潮就感到满足的情况比男性常见。这并不意味着女性在没有性高潮的情况下总会被满足。它

的意思是，有时候女性不需要获得性高潮就可满足。

5. 对。女性的身体结构容许她获得一系列的性高潮。这并不意味着所有的女性都如此。只是说女性可能有一系列的性高潮。一个女人的性体验和她的唤起水平会影响她获得的性高潮的次数。

第七章

1. 错。在性交过程中，男性性交疼痛非常罕见。如果男性的性交疼痛反复发作，应当去看医生。

2. 错。大多数时候，女性性交疼痛与一个或多个因素有关，可以是医学因素、过去的性创伤或消极的性知识。

3. 对。市面所售的润滑剂可以帮助阴道湿润不足的大多数女性，此外，荷尔蒙治疗对一些女性也有帮助作用。

4. 对。

5. 对。

第八章

1. 错。许多因素可以导致性问题。缺乏爱可能影响性生活，但是不是影响性生活的最常见因素。

2. 错。大多数采用除性交外的多种类型性行为的夫妻更享受性生活。

3. 对。经常在愤怒的时候进行交谈反而会使问题得不到解决。

4. 错。不是诚实和坦白伤害感情，讽刺和缺乏尊敬才会经常伤害感情。

5. 错。重要的是在有性生活之前和伴侣相遇，并感到自在。因此，有性问题的单身患者应当出去参加社交活动。

第九章

1. 错。使性生活像以前一样是不可能的。较好的方法是夫妻一起谈论现实的目标，并朝那些新目标努力。当年龄或健康

因素要求夫妻调整性期望时，设定现实性的目标至关重要。

2. 对。为你和你的伴侣留出时间一直很重要。这有助于创造更好的保持亲密的条件。这也向我们传达一个信息：伴侣关系优先。

3. 错。在性生活之前你要考虑许多因素。性机会只是创造了条件；其他情况，如情绪和性感受，也必须考虑进去。

4. 错。即使是某个人将问题带入了伴侣关系，相互责备也从来都没用。在大多数情况下，是伴侣双方共同促成了性问题的产生。

5. 错。重要的是出去参加社交活动并找到让你感到自在的伴侣。一个你能与之坦率、诚实地交谈的伴侣对解决性问题来说是最重要的。

第十章

1. 错。对你来说，治疗的目标是更享受性生活，更少地担心性生活。当然，使性生活像从前那样是可能的。大多数人通过接纳性生活中的改变而做得更好并仍然能很享受。

2. 错。计划的性生活和自发的性生活都会令人感到享受。大多数时候，夫妻对二者都很享受。

3. 错。单身者应当找到一个使他或她觉得轻松自在、没有性生活压力的人。当然，这个人必须有一定程度的性吸引力，但这不是最重要的因素。

4. 对。获得正确的信息是找到是什么导致了你的性问题的第一步。

5. 对。因性问题指责对方不会带来任何帮助。大多数时候，成功地解决性问题是通过合作，而不是责备。

第十一章

1. 对。许多性问题来源于性荒诞说法、知识缺乏或沟通不畅。正确的信息已经解决了许多性问题。至少它将性问题的解决引向成功之路。

2. 对。多数时候，害怕被批评会导致个体逃避性生活。

3. 错。多数性问题可以在几周或几个月内被克服，而不是几年。

4. 错。治疗师应当始终保持中立。指责只会妨碍进步。

5. 错。有两种好的途径可找到治疗师。一是打电话给大学，咨询精神病学系或心理学系的负责人；另一种途径是给州里的专业团体打电话。

第十二章

1. 对。大多数时候，性知识有帮助。个体不可能忘记正确的性信息。

2. 错。每个人有时都会感到不那么舒适，当这种不适持续几个月以上时，就应寻求帮助。

3. 错。你的性生活应当像你和你的伴侣想要的那样频繁。不要受统计数据或估计所支配。

4. 对。对女性来说，分娩以后的身体不适和新需求会影响性生活，男性也会因为新需求而导致性兴趣减少。

5. 对。要发生任何改变，你必须首先希望改变发生。

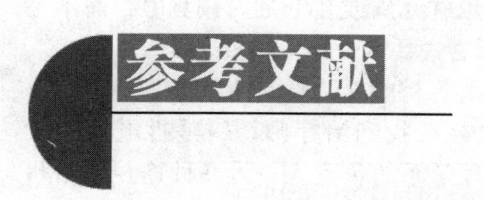

参考文献

Buffum, J. (1982). Pharmacosexology: The effects of drugs on sexual function: A review. *Journal of Psychoactive Drugs, 14*(1–2), 5–44.

Carey, M., & Johnson, B. (in press). Effectiveness of yohimbine in the treatment of erectile disorder: Four meta-analytic integrations. *Archives of Sexual Behavior.*

Crooks, R., & Baur, K. (1993). *Our sexuality* (5th ed.). Redwood City, CA: Benjamin/Cummings.

Kinsey, A. C., Pomeroy, W. B., & Martin, C. E. (1948). *Sexual behavior in the human male.* Philadelphia: Saunders.

Laumann, E., Gagnon, J., Michael, R., & Michaels, S. (1994). *The social organization of sexuality: Sexual practices in the United States.* Chicago: University of Chicago Press.

McCarthy, B. W. (1988). *Male sexual awareness: Increasing sexual pleasure.* New York: Carroll & Graf.

Meston, C. M., & Gorzalka, B. B. (1992). Psychoactive drugs and human sexual behavior: The role of serotonergic activity. *Journal of Psychoactive Drugs, 24*(1), 1–40.

Rosen, R. C. (1991). Alcohol and drug effects on sexual response: Human experimental and clinical studies. *Annual Review of Sex Research, 2,* 119–179.

Rosen, R. C., & Ashton, A. K. (1993). Prosexual drugs: Empirical status of the "new aphrodisiacs." *Archives of Sexual Behavior, 22*(6), 521–543.

Wincze, J. P., & Carey, M. (1991). *Sexual dysfunction: A guide for assessment and treatment.* New York: Guilford Press.

阅读建议

有益的书籍

Crooks, R., & Baur, K. (1993). *Our sexuality* (5th ed.). Redwood City, CA: Benjamin/Cummings.

Laumann, E., Gagnon, J., Michael, R., & Michaels, S. (1994). *The social organization of sexuality: Sexual practices in the United States.* Chicago: University of Chicago Press.

Leiblum, S. R., & Rosen, R. C. (Eds.). (1989). *Principles and practice of sex therapy: Update for the 1990's* (2nd ed.). New York: Guilford Press.

McCarthy, B. W. (1988). *Male sexual awareness: Increasing sexual pleasure.* New York: Carroll & Graf.

Rosen, R. C., & Leiblum, S. R. (1992). *Erectile disorders: Assessment and treatment.* New York: Guilford Press.

Schover, L. R., & Jensen, S. B. (1988). *Sexuality and chronic illness: A comprehensive approach.* New York: Guilford Press.

Schover, L. R., & Randers–Pehrson, M. B. (1988). *Sexuality and cancer: For the man who has cancer and his partner.* New York: American Cancer Society.

Schover, L. R., & Randers–Pehrson, M. B. (1988). *Sexuality and cancer: For the woman who has cancer and her partner.* New York: American Cancer Society.

Spiess, W. F., Geer, J. H., & O'Donohue, W. T. (1984). Premature ejaculation: Investigation of factors in ejaculatory latency. *Journal of Abnormal Psychology, 93*(2), 242–245.

Wincze, J. P., & Carey, M. (1991). *Sexual dysfunction: A guide for assessment and treatment.* New York: Guilford Press.

阅读建议

科学杂志

Buffum, J. (1982). Pharmacosexology: The effects of drugs on sexual function. A review. *Journal of Psychoactive Drugs. 14*(1–2). 5–44.

Carey, M., & Johnson, B. (in press). Effectiveness of yohimbine in the treatment of erectile disorder: Four meta-analytic integrations. *Archives of Sexual Behavior.*

Kinsey, A. C., Pomeroy, W. B., & Martin, C. E. (1948). *Sexual behavior in the human male.* Philadelphia: Saunders.

Meston, C. M., & Gorzalka, B. B. (1992). Psychoactive drugs and human sexual behavior: The role of serotonergic activity. *Journal of Psychoactive Drugs, 24*(1), 1–40.

Rosen, R. C. (1991). Alcohol and drug effects on sexual response: Human experimental and clinical studies. *Annual Review of Sex Research, 2,* 119–179.

Rosen, R. C., & Ashton, A. K. (1993). Prosexual drugs: Empirical status of the "new aphrodisiacs." *Archives of Sexual Behavior, 22*(6), 521–543.

Spiess, W. F., Geer, J. H., & O'Donohue, W. T. (1984). Premature ejaculation: Investigation of factors in ejaculatory latency. *Journal of Abnormal Psychology, 93*(2), 242–245.

Wincze, J. P., Albert, A., & Bansal, S. (1993). Sexual arousal in diabetic females: Physiological and self-report measures. *Archives of Sexual Behavior, 22*(6), 587–601.

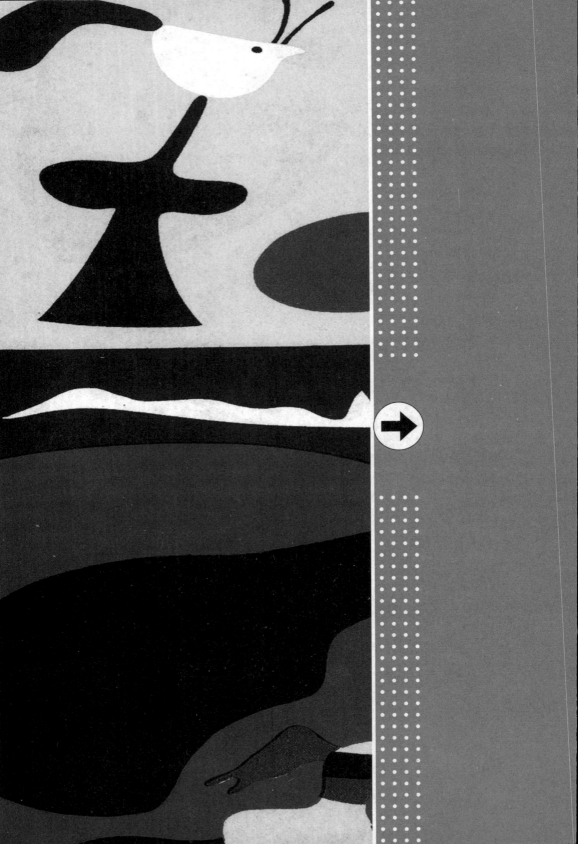

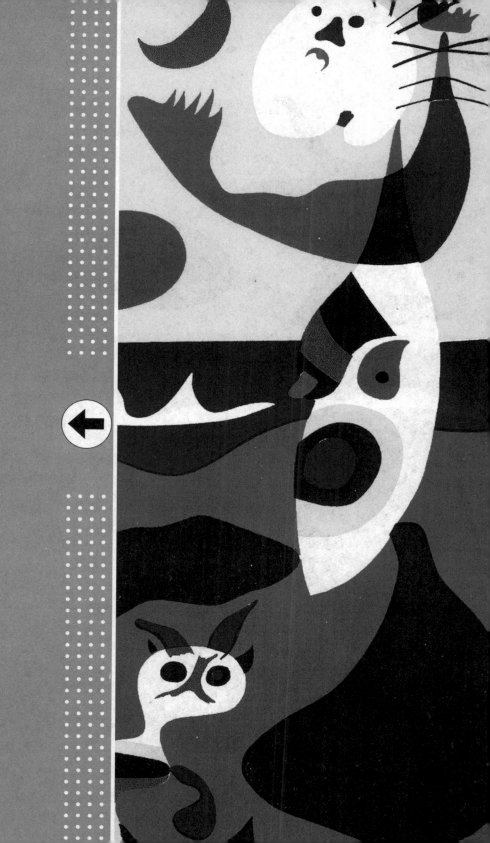